Nierendiät Kochbuch für Anfänger

Über 100 leckere, nierenfreundliche Rezepte für jede Mahlzeit. Inklusive 28-Tage-Ernährungsplan, Einkaufsliste und praktischen Küchentipps

Ilma Forst

Inhaltsverzeichnis

EINFÜHRUNG 5

KAPITEL 1: GRUNDLAGEN DER NIERENDIÄT 7

WAS IST EINE NIERENDIÄT? 7
BEVORZUGTE LEBENSMITTEL 8
ZU VERMEIDENDE LEBENSMITTEL 9

KAPITEL 2: ERNÄHRUNGSPLAN FÜR 28 TAGE 10

WOCHE 1 10
WOCHE 2 11
WOCHE 3 12
WOCHE 4 13
EINKAUFSLISTE 14

KAPITEL 3: FRÜHSTÜCKSREZEPTE 17

GESUNDE FRÜHSTÜCKSIDEEN 17
   1. Haferflocken mit Beeren 17
   2. Quinoa-Frühstücks-Bowl 18
   3. Joghurt mit frischem Obst 19
   4. Vollkorn-Toast mit Avocado und Ei 19
   6. Beeren-Smoothie 21
   7. Hirsebrei mit Äpfeln und Zimt 21
   9. Griechischer Joghurt mit Pfirsich und Chiasamen 23
   10. Smoothie-Bowl mit Erdbeeren und Kiwis 23
   11. Hafer-Bananen-Pancakes 25
EINFACHE FRÜHSTÜCKSREZEPTE 26
   12. Apfel-Zimt-Haferflocken 26
   13. Quark mit Beeren 26
   14. Hirse mit Birne und Zimt 27
   15. Blaubeer-Smoothie 27
   16. Apfel-Zimt-Quinoa 28
   17. Beeren-Joghurt-Parfait 29
   18. Vollkorn-Toast mit Hüttenkäse und Radieschen 29
   19. Bircher Müsli 30
   20. Erdbeer-Kiwi-Smoothie 30
   21. Apfel-Zimt-Porridge 32

KAPITEL 4: MITTAGESSENREZEPTE 33

LEICHTE UND NAHRHAFTE MITTAGESSEN 33
   22. Gedünsteter Fisch mit Fenchel und Karotten 33
   23. Ofengeröstete Kichererbsen und Blumenkohl 34
   24. Gegrillte Zucchini und Auberginen mit frischem Basilikum 34
   25. Gekochter Perlgraupensalat mit Erbsen und Minze 35
   26. Gedämpfte Lachsfilets mit Dill-Senf-Sauce 36
   27. Zitrus-Hähnchen aus dem Ofen 36
   28. Gedämpfte Forelle mit Fenchel und Dill 37
   29. Balsamico-Hähnchen-Salat mit Gemüse 38
   30. Kürbis-Ingwer-Suppe 39

31.Gebackenes Gemüse mit Ziegenkäse..39

SCHNELL ZUBEREITETE MITTAGESSEN..41

32.Hähnchen-Celeriesalat...41

33.Linsensalat mit Karotten und Kräutern...41

34.Gekochte Garnelen mit frischem Dill...42

35.Gemischter Beeren-Joghurt..43

36.Im Ofen gebackener Kabeljau mit Kräutern...43

38.Gemüsebrühe mit gedämpften Gemüsebällchen..45

39.Hähnchenbrust mit Zitronen- und Kapernsauce..45

40.Gemischter Salat mit Räucherforelle..46

41.Gedünstete Garnelen mit frischen Kräutern..47

KAPITEL 5: ABENDESSENREZEPTE..48

REZEPTE FÜR EIN LEICHTES ABENDESSEN...48

42.Quinoa-Salat mit gerösteten Karotten und Feta..48

43.Lachsfilet im Dampf mit Dill-Zitronen-Sauce..49

44.Vegetarische Gemüsesuppe...50

45.Gekochter Buchweizen-Salat mit Rucola und Kirschtomaten..50

46.Gedämpfter Blumenkohl mit Mandelkruste...51

47.Ofengeröstete Süßkartoffeln mit Kräuterquark...52

48.Gedünsteter Spitzkohl mit Apfel und Walnüssen..52

49.Gekühlter Linsen- und Gurkensalat..53

50.Gebackener Fenchel mit Parmesan..54

51.Kürbis-Suppe mit Ingwer..54

IDEEN FÜR AUSGEWOGENE ABENDMAHLZEITEN...56

52.Thunfischsalat mit weißen Bohnen...56

53.Geräuchertes Forellenfilet mit Radieschensalat...56

54.Vegane Kürbissuppe...57

55.Gedämpfter Brokkoli mit Mandeln..58

56.Couscous mit geröstetem Gemüse...58

57.Gedämpfter Fisch mit Zitronen-Kapern-Sauce...59

58.Gerösteter Blumenkohl mit Kurkuma..60

59.Quinoa-Salat mit geröstetem Gemüse und Feta..60

60.Gedünstete Hähnchenbrust mit Gemüse..61

61.Rote Linsensuppe mit frischem Spinat...62

KAPITEL 6: SNACKS UND KLEINE MAHLZEITEN...64

GESUNDE SNACKOPTIONEN..64

62.Sellerie- und Karottensticks mit selbstgemachtem Erbsenpüree.......................................64

63.Gurken-Radieschen-Salat mit Zitronendressing...65

64.Gekochte Eier mit gedünstetem Blumenkohl...65

65.Gemüsesticks mit selbstgemachter Avocado-Creme (moderate Menge Avocado)............................66

66.Gekühlte Melonensuppe mit Minze..66

67.Zucchini-Röllchen mit Frischkäsefüllung..67

68.Gedünstete Garnelen mit Knoblauch und Zitronensaft...67

69.Gekochte Artischocken mit Dip aus Joghurt und Dill...68

70.Süßkartoffelchips aus dem Ofen...69

71.Fruchtspieße mit Honig-Joghurt-Dip...69

KLEINE MAHLZEITEN FÜR ZWISCHENDURCH..70

72.Avocado-Tomaten-Toast..70

74.Kichererbsensalat mit Gurken und Dill..72

75.Rote-Bete-Carpaccio mit Feta...72

76.Gedünstete Hühnerbrust mit Karottenstreifen 73

77.Linsen-Dip mit Gemüsesticks 73

78.Gekochte Artischocken mit Vinaigrette 74

79.Gekühlter Gurkensalat mit Dill und Joghurt 75

80.Wassermelonen-Feta-Salat mit frischer Minze 75

81.Gegrillte Zucchinischeiben mit Kräuterquark 76

82.Hüttenkäse mit Pfirsichspalten 76

KAPITEL 7: DESSERTS UND SÜßSPEISEN **78**

SÜßE LECKEREIEN OHNE SCHULDGEFÜHLE 78

83.Birnen-Kompott mit Zimt 78

84.Gekühltes Melonen-Sorbet 78

85.Apfelchips 79

86.Reispudding mit Mandelmilch 79

87.Erdbeer-Joghurt 81

88.Gegrillte Pfirsichhälften mit Zimt 81

89.Mango-Lassi 82

90.Vanille-Chia-Pudding 82

91.Kürbisbällchen 83

92.Gefrorener Joghurt mit Beeren 83

EINFACHE UND GESUNDE DESSERTS 85

93.Birnenkompott mit Sternanis 85

94.Apfel- und Zimtgelee 85

95.Gefrorene Joghurtbecher mit Himbeeren 87

96.Gekochte Pfirsiche mit Nelken 87

97.Mango-Smoothie 88

98.Karottenkuchen mit Walnüssen 88

99.Erdbeer-Rhabarber-Kompott 90

100.Wassermelonen-Feta-Salat mit frischer Minze 90

101.Gebackene Apfelspalten mit Zimt 91

102.Bananeneis 91

103.Pfirsich-Joghurt-Freeze 92

104.Karamellisierte Grapefruit 92

105.Vanille-Ricotta mit Beeren 93

106.Gebackene Birnen mit Walnüssen 93

107.Kokosnuss-Wassereis 94

KAPITEL 8: PRAKTISCHE TIPPS **95**

PRAKTISCHE KÜCHENTIPPS 95

Einführung

Die Gesundheit unserer Nieren ist für unser allgemeines Wohlbefinden von entscheidender Bedeutung. Diese lebenswichtigen Organe übernehmen die Aufgabe, Abfallstoffe aus dem Blut zu filtern, den Flüssigkeitshaushalt zu regulieren und das Elektrolytgleichgewicht aufrechtzuerhalten. Bei einer eingeschränkten Nierenfunktion können zahlreiche gesundheitliche Probleme auftreten. Eine angepasste Ernährung kann maßgeblich dazu beitragen, die Nieren zu entlasten und das Fortschreiten von Nierenerkrankungen zu verlangsamen.

Dieses Buch, „Nierendiät Kochbuch für Anfänger", wurde mit dem Ziel geschrieben, Ihnen eine einfache und verständliche Einführung in eine nierenfreundliche Ernährung zu bieten. Es richtet sich an alle, die präventiv handeln möchten oder bereits von einer Nierenerkrankung betroffen sind und ihre Ernährungsweise entsprechend anpassen müssen. Mit einer bewussten Auswahl an Lebensmitteln und deren richtiger Zubereitung können Sie Ihre Nieren unterstützen und dennoch schmackhafte Mahlzeiten genießen.

Die Bedeutung einer nierenfreundlichen Diät kann nicht hoch genug eingeschätzt werden. Eine gezielte Ernährungsumstellung kann helfen, den Blutdruck zu regulieren, die Flüssigkeitsbalance im Körper zu erhalten und die Ansammlung von Abfallstoffen zu minimieren. Es geht darum, eine ausgewogene Ernährung zu finden, die den besonderen Bedürfnissen Ihrer Nieren gerecht wird, ohne dass Sie auf Geschmack und Vielfalt verzichten müssen.

Dieses Buch bietet Ihnen nicht nur über 100 leckere, nierenfreundliche Rezepte für jede Mahlzeit, sondern auch einen 28-Tage-Ernährungsplan, Einkaufsliste und praktische Küchentipps. Ziel ist es, Ihnen den Alltag zu erleichtern und gleichzeitig die Freude am Kochen und Essen zu bewahren. Sie werden entdecken, dass eine nierenfreundliche Ernährung keineswegs langweilig oder eintönig sein muss. Im Gegenteil, sie kann voller Geschmack und Abwechslung stecken.

Die Rezepte sind so gestaltet, dass sie einfach zuzubereiten sind und sowohl geschmacklich als auch gesundheitlich überzeugen. Von gesunden Frühstücksideen über leichte Mittagessen bis hin zu ausgewogenen Abendmahlzeiten – jede Mahlzeit ist darauf ausgerichtet, Ihre Nieren zu entlasten und Ihr Wohlbefinden zu fördern. Auch für Snacks und Desserts gibt es gesunde Alternativen, die Sie ohne schlechtes Gewissen genießen können.

Darüber hinaus finden Sie in diesem Buch nützliche Tipps, wie Sie Ihre Küche und Ihre Einkaufsgewohnheiten optimieren können, um eine nierenfreundliche Ernährung problemlos in Ihren Alltag zu integrieren. Es geht darum, praktische Lösungen zu finden, die Ihnen helfen, die richtigen Lebensmittel auszuwählen und effizient zuzubereiten.

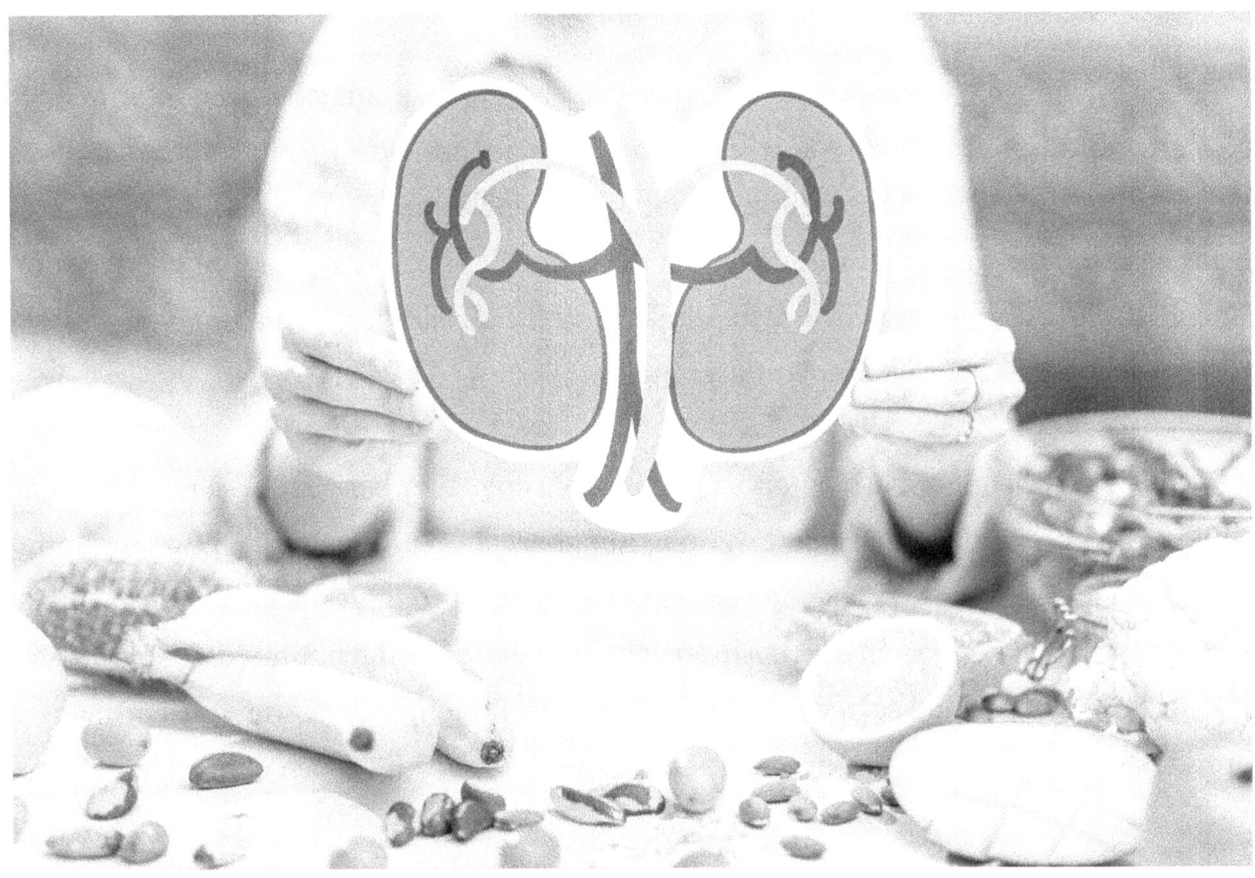

Kapitel 1: Grundlagen der Nierendiät

Was ist eine Nierendiät?

Eine Nierendiät ist eine speziell abgestimmte Ernährungsweise, die darauf abzielt, die Belastung der Nieren zu minimieren und deren Funktion zu unterstützen. Sie wird besonders für Personen empfohlen, die an chronischen Nierenerkrankungen leiden oder deren Nierenleistung eingeschränkt ist. Durch die gezielte Auswahl und Zubereitung von Lebensmitteln kann diese Diät helfen, den Gesundheitszustand der Betroffenen zu verbessern und das Fortschreiten der Krankheit zu verlangsamen.

Diese lebenswichtigen Organe übernehmen im Körper vielfältige Aufgaben. Sie filtern das Blut, entfernen Abfallstoffe und regulieren den Flüssigkeits- und Elektrolythaushalt. Bei eingeschränkter Leistung können diese Aufgaben nur noch unzureichend erfüllt werden. Eine angepasste Ernährung ist daher essentiell, um die Organe zu entlasten und ihre Restfunktion zu erhalten. In der Nierendiät stehen insbesondere die Kontrolle der Aufnahme von Proteinen, Natrium, Kalium und Phosphat im Vordergrund.

Proteine sind ein wichtiger Bestandteil unserer Ernährung, aber bei Nierenerkrankungen muss deren Aufnahme sorgfältig kontrolliert werden. Ein übermäßiger Verzehr von Eiweißen kann die Organe zusätzlich belasten, da sie die entstehenden Abfallprodukte nicht ausreichend filtern können. Es ist wichtig, qualitativ hochwertige Eiweiße zu wählen und die Menge an die individuelle Leistungsfähigkeit anzupassen. Pflanzliche Proteinquellen wie Hülsenfrüchte und Sojaprodukte können eine schonendere Alternative zu tierischen Eiweißen darstellen.

Auch die Aufnahme von Natrium muss in der Nierendiät reduziert werden. Ein hoher Salzkonsum kann den Blutdruck erhöhen und die Funktion weiter beeinträchtigen. Daher sollte man auf stark salzhaltige Lebensmittel wie Fertiggerichte, gesalzene Snacks und bestimmte Käsearten verzichten und stattdessen frische, unverarbeitete Nahrungsmittel bevorzugen. Das Würzen mit Kräutern und Gewürzen anstelle von Salz kann den Geschmack der Gerichte verbessern, ohne die Organe zu belasten.

Kalium ist ein weiterer wichtiger Mineralstoff, dessen Gehalt in der Ernährung überwacht werden muss. Bei eingeschränkter Leistung können die betroffenen Organe überschüssiges Kalium nicht effektiv ausscheiden, was zu gefährlichen Herzrhythmusstörungen führen kann. Lebensmittel wie Bananen, Orangen, Kartoffeln und Tomaten enthalten viel Kalium und sollten daher in Maßen verzehrt werden. Der Austausch gegen kaliumärmere Alternativen wie Äpfel, Beeren, Karotten und Zucchini kann hilfreich sein.

Phosphat, ein Mineralstoff, der in vielen eiweißreichen Lebensmitteln enthalten ist, muss ebenfalls begrenzt werden. Hohe Phosphatwerte im Blut können zu Knochenschwund und Herz-Kreislauf-Erkrankungen führen. Durch den Verzicht auf phosphatreiche Nahrungsmittel wie bestimmte Milchprodukte, Nüsse und Innereien sowie die Reduktion von Lebensmittelzusatzstoffen, die Phosphate enthalten, kann man die Belastung der Organe verringern.

Bevorzugte Lebensmittel

Eine nierenfreundliche Ernährung konzentriert sich auf Lebensmittel, die die Nieren entlasten und deren Funktion unterstützen. Hier sind einige der bevorzugten Lebensmittel:

- **Frisches Obst:** Äpfel, Beeren, Kirschen, Trauben, Pfirsiche, Birnen und Ananas sind besonders geeignet, da sie weniger Kalium enthalten.
- **Gemüse:** Paprika, Karotten, Blumenkohl, Zucchini, grüne Bohnen und Salat sind nierenfreundliche Optionen.
- **Hülsenfrüchte:** Kichererbsen und Linsen bieten pflanzliche Proteine und sind oft besser verträglich als tierische Eiweiße.
- **Vollkornprodukte:** Reis, Pasta, Quinoa und Haferflocken sind gute Kohlenhydratquellen und belasten die Nieren weniger als Weißmehlprodukte.
- **Gesunde Fette:** Olivenöl, Leinöl und Avocado sind gesunde Fettquellen, die den Organen nicht schaden.
- **Mageres Fleisch:** Huhn und Pute in moderaten Mengen sind besser als rotes Fleisch.
- **Fisch:** Besonders fettreiche Fische wie Lachs und Forelle sind gute Proteinquellen und enthalten wertvolle Omega-3-Fettsäuren.

- **Milchprodukte:** Kleine Mengen an Joghurt oder fettarmen Käse können konsumiert werden, aber in Maßen.
- **Kräuter und Gewürze:** Diese können verwendet werden, um Speisen Geschmack zu verleihen, ohne auf Salz zurückzugreifen.

Zu vermeidende Lebensmittel

Bestimmte Lebensmittel können die Nierenfunktion beeinträchtigen und sollten daher vermieden oder stark reduziert werden:

- **Salzhaltige Lebensmittel:** Verarbeitete Lebensmittel, gesalzene Snacks, Fertiggerichte und Konserven enthalten oft hohe Mengen an Natrium.
- **Kaliumreiche Lebensmittel:** Bananen, Orangen, Tomaten, Kartoffeln, Spinat und Avocados sollten eingeschränkt werden.
- **Phosphatreiche Lebensmittel:** Innereien, bestimmte Milchprodukte, Nüsse und Samen sowie Lebensmittel mit Phosphatzusätzen sind zu meiden.
- **Rotes Fleisch:** Dieses enthält oft hohe Mengen an Phosphat und kann die Nieren belasten.
- **Fettreiche und frittierte Speisen:** Diese können zu einer erhöhten Belastung der Nieren führen und sollten minimiert werden.
- **Gesüßte Getränke und Alkohol:** Diese Getränke können den Flüssigkeitshaushalt negativ beeinflussen und sollten vermieden werden.
- **Konservierungsmittel und Zusatzstoffe:** Lebensmittel mit vielen künstlichen Zusätzen und Konservierungsmitteln sollten gemieden werden.

Diese Listen können Ihnen helfen, Ihre Ernährung so zu gestalten, dass sie Ihre Nieren optimal unterstützt und gleichzeitig abwechslungsreich und genussvoll bleibt.

Kapitel 2: Ernährungsplan für 28 Tage

Woche 1

Tag	Frühstück	Mittagessen	Abendessen	Snack
1	Haferflocken mit Beeren	Gedünsteter Fisch mit Fenchel und Karotten	Gemischter Salat mit Räucherforelle	Apfelchips
2	Quinoa-Frühstücks-Bowl	Ofengeröstete Kichererbsen und Blumenkohl	Lachsfilet im Dampf mit Dill-Zitronen-Sauce	Sellerie- und Karottensticks mit Hummus
3	Joghurt mit frischem Obst	Gegrillte Zucchini und Auberginen mit Basilikum	Gedünstete Garnelen mit frischen Kräutern	Gurken-Radieschen-Salat mit Zitronendressing
4	Vollkorn-Toast mit Avocado und Ei	Kürbis-Ingwer-Suppe	Quinoa-Salat mit gerösteten Karotten und Feta	Gefrorener Joghurt mit Beeren
5	Beeren-Smoothie	Hähnchen-Celeriesalat	Vegetarische Gemüsesuppe	Gekochte Artischocken mit Dip aus Joghurt und Dill
6	Hirsebrei mit Äpfeln und Zimt	Linsensalat mit Karotten und Kräutern	Balsamico-Hähnchen-Salat mit Gemüse	Fruchtspieße mit Honig-Joghurt-Dip
7	Griechischer Joghurt mit Pfirsich und Chiasamen	Gemüsebrühe mit gedämpften Gemüsebällchen	Zitrus-Hähnchen aus dem Ofen	Gebackene Apfelspalten mit Zimt

Woche 2

Tag	Frühstück	Mittagessen	Abendessen	Snack
8	Smoothie-Bowl mit Erdbeeren und Kiwis	Thunfischsalat mit weißen Bohnen	Gebackenes Gemüse mit Ziegenkäse	Karamellisierte Grapefruit
9	Hafer-Bananen-Pancakes	Geräuchertes Forellenfilet mit Radieschensalat	Gedünsteter Spitzkohl mit Apfel und Walnüssen	Vanille-Ricotta mit Beeren
10	Apfel-Zimt-Haferflocken	Vegane Kürbissuppe	Im Ofen gebackener Kabeljau mit Kräutern	Gebackene Birnen mit Walnüssen
11	Quark mit Beeren	Gedämpfter Brokkoli mit Mandeln	Gekochter Buchweizen-Salat mit Rucola und Kirschtomaten	Kokosnuss-Wassereis
12	Hirse mit Birne und Zimt	Couscous mit geröstetem Gemüse	Gedünsteter Fisch mit Zitronen-Kapern-Sauce	Mango-Lassi
13	Blaubeer-Smoothie	Rote Linsensuppe mit frischem Spinat	Gedünsteter Blumenkohl mit Mandelkruste	Birnenkompott mit Sternanis
14	Apfel-Zimt-Quinoa	Geräucherter Forellenfilet mit Radieschensalat	Gedämpfte Lachsfilets mit Dill-Senf-Sauce	Apfel- und Zimtgelee

Woche 3

Tag	Frühstück	Mittagessen	Abendessen	Snack
15	Hirsebrei mit Äpfeln und Zimt	Gekochte Garnelen mit frischem Dill	Quinoa-Salat mit gerösteten Karotten und Feta	Gekühltes Melonen-Sorbet
16	Beeren-Joghurt-Parfait	Zitrus-Hähnchen aus dem Ofen	Gemischter Salat mit Räucherforelle	Mango-Smoothie
17	Vollkorn-Toast mit Hüttenkäse und Radieschen	Ofengeröstete Kichererbsen und Blumenkohl	Gedämpfte Forelle mit Fenchel und Dill	Gekochte Eier mit gedünstetem Blumenkohl
18	Bircher Müsli	Balsamico-Hähnchen-Salat mit Gemüse	Vegane Kürbissuppe	Gurken-Radieschen-Salat mit Zitronendressing
19	Erdbeer-Kiwi-Smoothie	Linsensalat mit Karotten und Kräutern	Kürbis-Ingwer-Suppe	Fruchtspieße mit Honig-Joghurt-Dip
20	Apfel-Zimt-Porridge	Gemüsebrühe mit gedämpften Gemüsebällchen	Gegrillte Zucchini und Auberginen mit frischem Basilikum	Sellerie- und Karottensticks mit selbstgemachtem Erbsenpüree
21	Haferflocken mit Beeren	Gedünsteter Spitzkohl mit Apfel und Walnüssen	Gedämpfte Garnelen mit frischen Kräutern	Zucchini-Röllchen mit Frischkäsefüllung

Woche 4

Tag	Frühstück	Mittagessen	Abendessen	Snack
22	Quinoa-Frühstücks-Bowl	Gedünstete Hähnchenbrust mit Gemüse	Gebackenes Gemüse mit Ziegenkäse	Gekühlter Gurkensalat mit Dill und Joghurt
23	Joghurt mit frischem Obst	Kürbis-Ingwer-Suppe	Lachsfilet im Dampf mit Dill-Zitronen-Sauce	Gefrorene Joghurtbecher mit Himbeeren
24	Vollkorn-Toast mit Avocado und Ei	Gekochter Perlgraupensalat mit Erbsen und Minze	Balsamico-Hähnchen-Salat mit Gemüse	Gebackene Apfelspalten mit Zimt
25	Beeren-Smoothie	Rote Linsensuppe mit frischem Spinat	Gegrillte Zucchinischeiben mit Kräuterquark	Wassermelonen-Feta-Salat mit frischer Minze
26	Griechischer Joghurt mit Pfirsich und Chiasamen	Couscous mit geröstetem Gemüse	Ofengeröstete Süßkartoffeln mit Kräuterquark	Vanille-Chia-Pudding
27	Smoothie-Bowl mit Erdbeeren und Kiwis	Gedämpfter Fisch mit Zitronen-Kapern-Sauce	Hähnchenbrust mit Zitronen- und Kapernsauce	Karamellisierte Grapefruit
28	Hafer-Bananen-Pancakes	Geräucherter Forellenfilet mit Radieschensalat	Gekochte Artischocken mit Vinaigrette	Gebackene Birnen mit Walnüssen

Einkaufsliste

Obst

- Äpfel
- Birnen
- Bananen
- Orangen
- Limetten
- Zitronen
- Trauben
- Pfirsiche
- Kiwis
- Mangos
- Erdbeeren
- Heidelbeeren
- Himbeeren
- Wassermelonen
- Honigmelonen
- Grapefruits

Gemüse

- Karotten
- Sellerie
- Gurken
- Radieschen
- Tomaten
- Zucchini
- Auberginen
- Basilikum (frisch)
- Spinat
- Fenchel
- Rosmarin

- Dill
- Petersilie
- Koriander
- Minze
- Rote Zwiebeln
- Knoblauch
- Paprika
- Blumenkohl
- Kürbis
- Spitzkohl

Frühstückszutaten
- Haferflocken
- Quinoa
- Vollkornbrot
- Griechischer Joghurt
- Chiasamen
- Hirse

Proteine
- Eier
- Fischfilets (z.B. Lachs, Forelle, Kabeljau)
- Hähnchenbrust
- Garnelen
- Thunfisch
- Hüttenkäse
- Feta
- Ziegenkäse

Milchprodukte
- Mandelmilch
- Fettarmer Joghurt

Nüsse und Samen

- Walnüsse (in moderater Menge)
- Mandeln

Getränke und Süßungsmittel

- Honig
- Ahornsirup

Getrocknete Kräuter und Gewürze

- Zimt
- Muskatnuss
- Sternanis
- Nelken
- Vanilleextrakt

Andere

- Olivenöl
- Balsamico-Essig
- Agar-Agar
- Maisstärke
- Kokosmehl
- Kokosöl
- Vollkornmehl
- Backpulver
- Kokoswasser
- Kokosflocken

Kapitel 3: Frühstücksrezepte

Gesunde Frühstücksideen

1.	**Haferflocken mit Beeren**

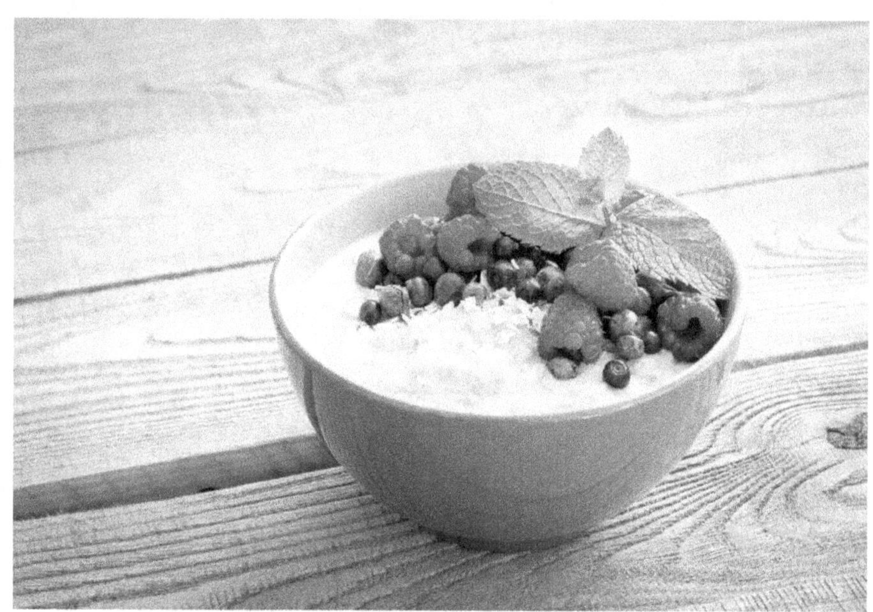

Zubereitungszeit: 5 Minuten | **Kochzeit:** 5 Minuten | **Portionen:** 2

Schwierigkeiten: Einfach

Zutaten:

- 1 Tasse Haferflocken
- 2 Tassen Wasser
- 1/2 Tasse Heidelbeeren
- 1/2 Tasse Himbeeren
- 1 Esslöffel Honig
- 1 Teelöffel Zimt

Zubereitung:

1. Wasser in einem Topf zum Kochen bringen.

2. Haferflocken hinzufügen und bei mittlerer Hitze etwa 5 Minuten köcheln lassen, bis sie weich sind.

3. Haferflocken in Schüsseln verteilen, Beeren daraufgeben und mit Honig und Zimt bestreuen.

Nährwerte (pro Portion): Kalorien: 210 | Fett: 2g | Kohlenhydrate: 45g | Protein: 5g | Zucker: 12g | Natrium: 5mg

2. Quinoa-Frühstücks-Bowl

Zubereitungszeit: 5 Minuten | **Kochzeit:** 15 Minuten | **Portionen:** 2

Schwierigkeiten: Einfach

Zutaten:

- 1 Tasse Quinoa
- 2 Tassen Wasser
- 1 Apfel, gewürfelt
- 1/4 Tasse getrocknete Cranberries
- 1 Esslöffel Ahornsirup
- 1/2 Teelöffel Zimt

Zubereitung:

1. Quinoa in einem Sieb abspülen.

2. Wasser in einem Topf zum Kochen bringen, Quinoa hinzufügen und etwa 15 Minuten köcheln lassen, bis das Wasser absorbiert ist.

3. Quinoa in Schüsseln verteilen, Apfel und Cranberries darüber geben und mit Ahornsirup und Zimt verfeinern.

Nährwerte (pro Portion): Kalorien: 240 | Fett: 3g | Kohlenhydrate: 50g | Protein: 6g | Zucker: 14g | Natrium: 10mg

3. Joghurt mit frischem Obst

Zubereitungszeit: 5 Minuten | **Kochzeit:** 0 Minuten | **Portionen:** 2

Schwierigkeiten: Einfach

Zutaten:

- 2 Tassen fettarmer Joghurt
- 1 Tasse Erdbeeren, geschnitten
- 1 Tasse Heidelbeeren
- 1 Esslöffel Honig
- 1 Teelöffel Chiasamen

Zubereitung:

1. Joghurt in Schüsseln verteilen.
2. Erdbeeren und Heidelbeeren auf den Joghurt geben.
3. Mit Honig und Chiasamen bestreuen.

Nährwerte (pro Portion): Kalorien: 180 | Fett: 2g | Kohlenhydrate: 35g | Protein: 8g | Zucker: 20g | Natrium: 70mg

4. Vollkorn-Toast mit Avocado und Ei

Zubereitungszeit: 5 Minuten | **Kochzeit:** 5 Minuten | **Portionen:** 2

Schwierigkeiten: Einfach

Zutaten:

- 2 Scheiben Vollkornbrot
- 1 Avocado, zerdrückt
- 2 Eier, gekocht
- Eine Prise Pfeffer
- Eine Prise Paprika

Zubereitung:

1. Brot toasten, bis es goldbraun ist.
2. Avocado auf den Toast verteilen.
3. Gekochte Eier in Scheiben schneiden und auf den Avocado-Toast legen.
4. Mit Pfeffer und Paprika würzen.

Nährwerte (pro Portion): Kalorien: 290 | Fett: 18g | Kohlenhydrate: 22g | Protein: 10g | Zucker: 2g | Natrium: 150mg

6. Beeren-Smoothie

Zubereitungszeit: 5 Minuten | **Kochzeit:** 0 Minuten | **Portionen:** 2

Schwierigkeiten: Einfach

Zutaten:

- 1 Tasse Erdbeeren
- 1 Tasse Heidelbeeren
- 1 Tasse fettarmer Joghurt
- 1/2 Tasse Wasser
- 1 Esslöffel Honig

Zubereitung:

1. Alle Zutaten in einen Mixer geben.
2. Mixen, bis eine glatte Konsistenz erreicht ist.
3. In Gläser füllen und sofort genießen.

Nährwerte (pro Portion): Kalorien: 140 | Fett: 2g | Kohlenhydrate: 28g | Protein: 5g | Zucker: 20g | Natrium: 60mg

7. Hirsebrei mit Äpfeln und Zimt

Zubereitungszeit: 5 Minuten | **Kochzeit:** 15 Minuten | **Portionen:** 2

Schwierigkeiten: Einfach

Zutaten:

- 1 Tasse Hirse
- 2 Tassen Wasser
- 1 Apfel, gewürfelt
- 1 Teelöffel Zimt
- 1 Esslöffel Ahornsirup

Zubereitung:

1. Hirse in einem Sieb abspülen.
2. Wasser in einem Topf zum Kochen bringen, Hirse hinzufügen und etwa 15 Minuten köcheln lassen, bis das Wasser absorbiert ist.
3. Apfelwürfel unterrühren und mit Zimt und Ahornsirup abschmecken.

Nährwerte (pro Portion): Kalorien: 200 | Fett: 2g | Kohlenhydrate: 42g | Protein: 5g | Zucker: 12g | Natrium: 5mg

9.   Griechischer Joghurt mit Pfirsich und Chiasamen

Zubereitungszeit: 5 Minuten | **Kochzeit:** 0 Minuten | **Portionen:** 2

Schwierigkeiten: Einfach

Zutaten:

- 2 Tassen griechischer Joghurt
- 1 frischer Pfirsich, in Scheiben
- 1 Esslöffel Chiasamen
- 1 Esslöffel Honig

Zubereitung:

1. Joghurt in Schüsseln verteilen.
2. Pfirsichscheiben und Chiasamen darüber streuen.
3. Mit Honig beträufeln und servieren.

Nährwerte (pro Portion): Kalorien: 180 | Fett: 5g | Kohlenhydrate: 20g | Protein: 12g | Zucker: 15g | Natrium: 70mg

10.   Smoothie-Bowl mit Erdbeeren und Kiwis

Zubereitungszeit: 10 Minuten | **Kochzeit:** 0 Minuten | **Portionen:** 2

Schwierigkeiten: Einfach

Zutaten:

- 1 Tasse gefrorene Erdbeeren
- 1 Tasse gefrorene Kiwis
- 1/2 Tasse fettarmer Joghurt
- 1/2 Tasse Wasser
- 1 Teelöffel Honig

Zubereitung:

1. Gefrorene Erdbeeren und Kiwis zusammen mit Joghurt und Wasser in einen Mixer geben.
2. Mixen, bis die Mischung glatt ist.
3. In Schüsseln füllen und mit Honig beträufeln.

Nährwerte (pro Portion): Kalorien: 130 | Fett: 1g | Kohlenhydrate: 27g | Protein: 4g | Zucker: 18g | Natrium: 40mg

Hafer-Bananen-Pancakes

Zubereitungszeit: 10 Minuten | **Kochzeit:** 10 Minuten | **Portionen:** 2

Schwierigkeiten: Einfach

Zutaten:

- 1 Tasse Haferflocken
- 1 reife Banane
- 1 Ei
- 1/2 Tasse fettarme Milch
- 1 Teelöffel Backpulver
- 1 Teelöffel Zimt

Zubereitung:

1. Haferflocken in einem Mixer mahlen, bis sie fein sind.
2. Banane, Ei, Milch, Backpulver und Zimt hinzufügen und zu einem glatten Teig mixen.
3. Eine beschichtete Pfanne auf mittlerer Hitze erhitzen und den Teig in kleinen Portionen hineingeben.
4. Jede Seite etwa 2-3 Minuten backen, bis die Pancakes goldbraun sind.

Nährwerte (pro Portion): Kalorien: 220 | Fett: 4g | Kohlenhydrate: 40g | Protein: 6g | Zucker: 10g | Natrium: 150mg

Einfache Frühstücksrezepte

12.   Apfel-Zimt-Haferflocken

Zubereitungszeit: 5 Minuten | **Kochzeit:** 5 Minuten | **Portionen:** 2

Schwierigkeiten: Einfach

Zutaten:

- 1 Tasse Haferflocken
- 2 Tassen Wasser
- 1 Apfel, gewürfelt
- 1 Teelöffel Zimt
- 1 Esslöffel Ahornsirup

Zubereitung:

1. Wasser in einem Topf zum Kochen bringen.
2. Haferflocken hinzufügen und bei mittlerer Hitze köcheln lassen, bis sie weich sind.
3. Apfelwürfel und Zimt einrühren.
4. Mit Ahornsirup süßen und servieren.

Nährwerte (pro Portion): Kalorien: 210 | Fett: 3g | Kohlenhydrate: 44g | Protein: 5g | Zucker: 15g | Natrium: 10mg

13.   Quark mit Beeren

Zubereitungszeit: 5 Minuten | **Kochzeit:** 0 Minuten | **Portionen:** 2

Schwierigkeiten: Einfach

Zutaten:

- 1 Tasse fettarmer Quark
- 1/2 Tasse Erdbeeren, geschnitten
- 1/2 Tasse Heidelbeeren
- 1 Esslöffel Honig

Zubereitung:

1. Quark in Schüsseln verteilen.
2. Beeren darauf verteilen.

3. Mit Honig beträufeln und servieren.

Nährwerte (pro Portion): Kalorien: 160 | Fett: 2g | Kohlenhydrate: 22g | Protein: 10g | Zucker: 18g | Natrium: 60mg

14. Hirse mit Birne und Zimt

Zubereitungszeit: 5 Minuten | **Kochzeit:** 15 Minuten | **Portionen:** 2

Schwierigkeiten: Einfach

Zutaten:

- 1 Tasse Hirse
- 2 Tassen Wasser
- 1 Birne, gewürfelt
- 1 Teelöffel Zimt
- 1 Esslöffel Honig

Zubereitung:

1. Hirse in einem Sieb abspülen.
2. Wasser in einem Topf zum Kochen bringen, Hirse hinzufügen und etwa 15 Minuten köcheln lassen.
3. Birnenwürfel und Zimt einrühren.
4. Mit Honig süßen und servieren.

Nährwerte (pro Portion): Kalorien: 220 | Fett: 3g | Kohlenhydrate: 48g | Protein: 5g | Zucker: 15g | Natrium: 5mg

15. Blaubeer-Smoothie

Zubereitungszeit: 5 Minuten | **Kochzeit:** 0 Minuten | **Portionen:** 2

Schwierigkeiten: Einfach

Zutaten:

- 1 Tasse Heidelbeeren
- 1 Tasse fettarmer Joghurt
- 1/2 Tasse Wasser
- 1 Esslöffel Honig

Zubereitung:

1. Alle Zutaten in einen Mixer geben.
2. Mixen, bis eine glatte Konsistenz erreicht ist.
3. In Gläser füllen und sofort genießen.

Nährwerte (pro Portion): Kalorien: 130 | Fett: 1g | Kohlenhydrate: 28g | Protein: 4g | Zucker: 20g | Natrium: 50mg

16. Apfel-Zimt-Quinoa

Zubereitungszeit: 5 Minuten | **Kochzeit:** 15 Minuten | **Portionen:** 2

Schwierigkeiten: Einfach

Zutaten:

- 1 Tasse Quinoa
- 2 Tassen Wasser
- 1 Apfel, gewürfelt
- 1 Teelöffel Zimt
- 1 Esslöffel Ahornsirup

Zubereitung:

1. Quinoa in einem Sieb abspülen.
2. Wasser in einem Topf zum Kochen bringen, Quinoa hinzufügen und etwa 15 Minuten köcheln lassen.
3. Apfelwürfel und Zimt einrühren.
4. Mit Ahornsirup süßen und servieren.

Nährwerte (pro Portion): Kalorien: 240 | Fett: 3g | Kohlenhydrate: 48g | Protein: 6g | Zucker: 15g | Natrium: 5mg

17.   Beeren-Joghurt-Parfait

Zubereitungszeit: 5 Minuten | **Kochzeit:** 0 Minuten | **Portionen:** 2

Schwierigkeiten: Einfach

Zutaten:

- 1 Tasse fettarmer Joghurt
- 1/2 Tasse Erdbeeren, geschnitten
- 1/2 Tasse Heidelbeeren
- 1 Esslöffel Honig

Zubereitung:

1. Joghurt in Gläser verteilen.
2. Beeren schichtenweise dazugeben.
3. Mit Honig beträufeln und servieren.

Nährwerte (pro Portion): Kalorien: 160 | Fett: 2g | Kohlenhydrate: 22g | Protein: 10g | Zucker: 18g | Natrium: 60mg

18.   Vollkorn-Toast mit Hüttenkäse und Radieschen

Zubereitungszeit: 5 Minuten | **Kochzeit:** 2 Minuten | **Portionen:** 2

Schwierigkeiten: Einfach

Zutaten:

- 2 Scheiben Vollkornbrot
- 1/2 Tasse Hüttenkäse
- 4 Radieschen, in Scheiben
- Eine Prise Pfeffer

Zubereitung:

1. Brot toasten, bis es goldbraun ist.
2. Hüttenkäse auf den Toast verteilen.
3. Radieschenscheiben darauf legen.
4. Mit Pfeffer würzen und servieren.

Nährwerte (pro Portion): Kalorien: 180 | Fett: 3g | Kohlenhydrate: 28g | Protein: 9g | Zucker: 2g | Natrium: 120mg

<table><tr><td>## 19.</td><td><h1 align="center">Bircher Müsli</h1></td></tr></table>

Zubereitungszeit: 10 Minuten | **Kochzeit:** 0 Minuten | **Portionen:** 2

Schwierigkeiten: Einfach

Zutaten:

- 1 Tasse Haferflocken
- 1 Apfel, gerieben
- 1/2 Tasse fettarmer Joghurt
- 1/2 Tasse Milch (oder pflanzliche Alternative)
- 1 Esslöffel Honig
- 1/4 Tasse Rosinen

Zubereitung:

1. Haferflocken, geriebenen Apfel, Joghurt und Milch in einer Schüssel vermischen.
2. Honig und Rosinen hinzufügen und gut vermengen.
3. Über Nacht im Kühlschrank ziehen lassen.

Nährwerte (pro Portion): Kalorien: 220 | Fett: 3g | Kohlenhydrate: 45g | Protein: 6g | Zucker: 18g | Natrium: 50mg

<table><tr><td>## 20.</td><td><h1 align="center">Erdbeer-Kiwi-Smoothie</h1></td></tr></table>

Zubereitungszeit: 5 Minuten | **Kochzeit:** 0 Minuten | **Portionen:** 2

Schwierigkeiten: Einfach

Zutaten:

- 1 Tasse Erdbeeren
- 1 Tasse Kiwis, geschält und geschnitten
- 1/2 Tasse fettarmer Joghurt
- 1/2 Tasse Wasser
- 1 Teelöffel Honig

Zubereitung:

1. Alle Zutaten in einen Mixer geben.
2. Mixen, bis eine glatte Konsistenz erreicht ist.
3. In Gläser füllen und sofort genießen.

Nährwerte (pro Portion): Kalorien: 130 | Fett: 1g | Kohlenhydrate: 27g | Protein: 4g | Zucker: 18g | Natrium: 40mg

---

Zubereitungszeit: 5 Minuten | **Kochzeit:** 10 Minuten | **Portionen:** 2

Schwierigkeiten: Einfach

Zutaten:

- 1 Tasse Haferflocken
- 2 Tassen Wasser
- 1 Apfel, gewürfelt
- 1 Teelöffel Zimt
- 1 Esslöffel Ahornsirup

Zubereitung:

1. Wasser in einem Topf zum Kochen bringen.
2. Haferflocken hinzufügen und bei mittlerer Hitze köcheln lassen, bis sie weich sind.
3. Apfelwürfel und Zimt einrühren.
4. Mit Ahornsirup süßen und servieren.

Nährwerte (pro Portion): Kalorien: 210 | Fett: 3g | Kohlenhydrate: 44g | Protein: 5g | Zucker: 15g | Natrium: 10mg

Kapitel 4: Mittagessenrezepte

Leichte und nahrhafte Mittagessen

22. Gedünsteter Fisch mit Fenchel und Karotten

Zubereitungszeit: 10 Minuten | **Kochzeit:** 15 Minuten | **Portionen:** 2

Schwierigkeiten: Einfach

Zutaten:

- 2 Weißfischfilets (z.B. Kabeljau)
- 1 Fenchelknolle, in dünne Scheiben geschnitten
- 2 Karotten, in dünne Scheiben geschnitten
- 2 EL Olivenöl
- Saft einer halben Zitrone
- Frischer Dill, gehackt
- Salzfreie Gewürzmischung
- Frischer Pfeffer

Zubereitung:

1. Fenchel und Karotten in einem Dämpfkorb über kochendem Wasser ca. 10 Minuten garen, bis sie weich sind.
2. In der Zwischenzeit die Fischfilets mit Olivenöl bestreichen, mit Zitronensaft beträufeln und mit Dill, salzfreier Gewürzmischung und Pfeffer würzen.
3. Den Fisch auf das gedünstete Gemüse legen und alles zusammen weitere 5 Minuten dämpfen, bis der Fisch gar ist.

Nährwerte (pro Portion): Kalorien: 220 | Fett: 10g | Kohlenhydrate: 8g | Protein: 25g | Zucker: 4g | Sodium: 70mg

23. Ofengeröstete Kichererbsen und Blumenkohl

Zubereitungszeit: 10 Minuten | **Kochzeit:** 20 Minuten | **Portionen:** 2

Schwierigkeiten: Einfach

Zutaten:

- 1 Dose Kichererbsen, abgespült und abgetropft
- 1 kleiner Blumenkohl, in Röschen zerteilt
- 2 EL Olivenöl
- 1 TL Kurkuma
- 1 TL Paprika
- Salzfreie Gewürzmischung
- Frischer Pfeffer

Zubereitung:

1. Ofen auf 200°C vorheizen.
2. Kichererbsen und Blumenkohl mit Olivenöl, Kurkuma, Paprika, Gewürzmischung und Pfeffer vermischen.
3. Auf einem Backblech verteilen und 20 Minuten rösten, bis alles goldbraun und knusprig ist.

Nährwerte (pro Portion): Kalorien: 250 | Fett: 14g | Kohlenhydrate: 24g | Protein: 8g | Zucker: 5g | Sodium: 80mg

24. Gegrillte Zucchini und Auberginen mit frischem Basilikum

Zubereitungszeit: 10 Minuten | **Kochzeit:** 10 Minuten | **Portionen:** 2

Schwierigkeiten: Einfach

Zutaten:

- 1 Zucchini, längs in Scheiben geschnitten
- 1 Aubergine, längs in Scheiben geschnitten
- 2 EL Olivenöl
- Frische Basilikumblätter, gehackt
- Salzfreie italienische Kräutermischung
- Frischer Pfeffer

Zubereitung:

1. Grill auf mittlere Hitze vorheizen.
2. Zucchini und Aubergine mit Olivenöl bestreichen und mit der Kräutermischung und Pfeffer würzen.
3. Gemüse etwa 5 Minuten pro Seite grillen, bis es weich und grillmarkiert ist.
4. Mit frischem Basilikum bestreuen und servieren.

Nährwerte (pro Portion): Kalorien: 180 | Fett: 14g | Kohlenhydrate: 12g | Protein: 3g | Zucker: 7g | Sodium: 30mg

25. Gekochter Perlgraupensalat mit Erbsen und Minze

Zubereitungszeit: 5 Minuten | **Kochzeit:** 25 Minuten | **Portionen:** 2

Schwierigkeiten: Einfach

Zutaten:

- 1 Tasse Perlgraupen
- 2 Tassen Wasser
- 1 Tasse frische Erbsen
- 1 EL Olivenöl
- Frische Minzblätter, gehackt
- Salzfreie Zitronen-Vinaigrette
- Frischer Pfeffer

Zubereitung:

1. Perlgraupen in Wasser gemäß Packungsanweisung kochen, bis sie weich sind.
2. In den letzten 5 Kochminuten die Erbsen hinzufügen.
3. Alles abgießen und abkühlen lassen.
4. Mit Olivenöl, Minze und Zitronen-Vinaigrette mischen.
5. Mit frischem Pfeffer abschmecken und servieren.

Nährwerte (pro Portion): Kalorien: 230 | Fett: 7g | Kohlenhydrate: 35g | Protein: 8g | Zucker: 5g | Sodium: 20mg

26.   Gedämpfte Lachsfilets mit Dill-Senf-Sauce

Zubereitungszeit: 10 Minuten | **Kochzeit:** 15 Minuten | **Portionen:** 2

Schwierigkeiten: Einfach

Zutaten:

- 2 Lachsfilets
- 2 EL Senf (salzarm)
- 1 EL Honig
- 1 TL gehackter Dill
- 1 EL Olivenöl
- Saft einer halben Zitrone
- Frischer Pfeffer

Zubereitung:

1. Wasser in einem Topf zum Kochen bringen und einen Dämpfeinsatz verwenden.
2. Lachs im Dämpfeinsatz etwa 10-15 Minuten garen.
3. In der Zwischenzeit Senf, Honig, Dill, Olivenöl und Zitronensaft zu einer Sauce verrühren.
4. Lachs mit der Sauce beträufeln und mit frischem Pfeffer servieren.

Nährwerte (pro Portion): Kalorien: 290 | Fett: 18g | Kohlenhydrate: 6g | Protein: 25g | Zucker: 5g | Sodium: 70mg

27.   Zitrus-Hähnchen aus dem Ofen

Zubereitungszeit: 10 Minuten | **Kochzeit:** 25 Minuten | **Portionen:** 2

Schwierigkeiten: Einfach

Zutaten:

- 2 Hähnchenbrustfilets (je 150g)
- 1 unbehandelte Zitrone, in Scheiben geschnitten
- 1 unbehandelte Limette, in Scheiben geschnitten
- 1 EL Olivenöl
- Frische Thymianzweige
- Salzfreie Gewürzmischung
- Frischer Pfeffer

Zubereitung:

1. Ofen auf 200°C vorheizen.
2. Hähnchenbrustfilets mit Olivenöl bestreichen und mit der salzfreien Gewürzmischung und Pfeffer würzen.
3. Zitronen- und Limettenscheiben sowie Thymianzweige auf und unter das Hähnchen legen.
4. Hähnchen im Ofen etwa 25 Minuten backen, bis es vollständig durchgegart ist.

Nährwerte (pro Portion): Kalorien: 240 | Fett: 9g | Kohlenhydrate: 6g | Protein: 34g | Zucker: 1g | Sodium: 70mg

28.   Gedämpfte Forelle mit Fenchel und Dill

Zubereitungszeit: 5 Minuten | **Kochzeit:** 20 Minuten | **Portionen:** 2

Schwierigkeiten: Einfach

Zutaten:

- 2 Forellenfilets (je 150g)
- 1 Fenchelknolle, dünn geschnitten
- 1 EL gehackter Dill
- Saft einer halben Zitrone
- 1 EL Olivenöl
- Frischer Pfeffer

Zubereitung:

1. Wasser in einem Topf zum Kochen bringen und einen Dämpfeinsatz verwenden.
2. Fenchel auf dem Boden des Dämpfeinsatzes verteilen und die Forellenfilets darauflegen.
3. Mit Zitronensaft, Olivenöl, Dill und Pfeffer würzen.
4. Alles zusammen etwa 20 Minuten dämpfen, bis der Fisch zart ist.

Nährwerte (pro Portion): Kalorien: 200 | Fett: 10g | Kohlenhydrate: 5g | Protein: 23g | Zucker: 0g | Sodium: 50mg

Zubereitungszeit: 10 Minuten | **Kochzeit:** 20 Minuten | **Portionen:** 2

Schwierigkeiten: Einfach

Zutaten:

- 2 Hähnchenbrustfilets (je 150g)
- 1 EL Balsamico-Essig
- 2 EL Olivenöl
- 1 kleine rote Paprika, in Streifen geschnitten
- 1 kleine gelbe Paprika, in Streifen geschnitten
- 1/2 Gurke, in Scheiben geschnitten
- Frische Petersilie, gehackt
- Salzfreie Gewürzmischung
- Frischer Pfeffer

Zubereitung:

1. Hähnchenbrustfilets mit 1 EL Olivenöl und Balsamico-Essig bestreichen und würzen.
2. Hähnchen im Ofen bei 200°C etwa 20 Minuten backen.
3. Gebackenes Hähnchen abkühlen lassen und in Scheiben schneiden.
4. Paprika, Gurke und Hähnchen in einer Schüssel vermischen, mit restlichem Olivenöl, Petersilie und Pfeffer anrichten.

Nährwerte (pro Portion): Kalorien: 265 | Fett: 12g | Kohlenhydrate: 8g | Protein: 32g | Zucker: 4g | Sodium: 60mg

30. Kürbis-Ingwer-Suppe

Zubereitungszeit: 10 Minuten | **Kochzeit:** 30 Minuten | **Portionen:** 2

Schwierigkeiten: Einfach

Zutaten:

- 500g Kürbis, gewürfelt
- 1 kleine Zwiebel, gehackt
- 2 cm frischer Ingwer, gerieben
- 400 ml Gemüsebrühe (natriumarm)
- 1 EL Olivenöl
- 1 TL Kreuzkümmel
- Frischer Pfeffer

Zubereitung:

1. Olivenöl in einem großen Topf erhitzen und Zwiebel und Ingwer anbraten, bis sie weich sind.
2. Kürbis und Kreuzkümmel hinzufügen und kurz mitanbraten.
3. Gemüsebrühe hinzufügen und etwa 30 Minuten köcheln lassen, bis der Kürbis weich ist.
4. Suppe pürieren und mit frischem Pfeffer abschmecken.

Nährwerte (pro Portion): Kalorien: 180 | Fett: 7g | Kohlenhydrate: 26g | Protein: 3g | Zucker: 12g | Sodium: 55mg

31. Gebackenes Gemüse mit Ziegenkäse

Zubereitungszeit: 10 Minuten | **Kochzeit:** 20 Minuten | **Portionen:** 2

Schwierigkeiten: Einfach

Zutaten:

- 1 kleine Zucchini, in Scheiben geschnitten
- 1 kleine Aubergine, in Scheiben geschnitten
- 1 rote Paprika, in Streifen geschnitten
- 100g Ziegenkäse, zerkrümelt
- 2 EL Olivenöl
- Frischer Thymian
- Frischer Pfeffer

Zubereitung:

1. Ofen auf 200 °C vorheizen.

2. Gemüse auf ein Backblech legen, mit Olivenöl beträufeln und mit Thymian und Pfeffer würzen.

3. Gemüse etwa 15 Minuten backen, dann Ziegenkäse darüber streuen und weitere 5 Minuten backen, bis der Käse leicht geschmolzen ist.

Nährwerte (pro Portion): Kalorien: 220 | Fett: 15g | Kohlenhydrate: 15g | Protein: 8g | Zucker: 9g | Sodium: 120mg

Schnell zubereitete Mittagessen

32. Hähnchen-Celeriesalat

Zubereitungszeit: 10 Minuten | **Kochzeit:** 0 Minuten | **Portionen:** 2

Schwierigkeiten: Einfach

Zutaten:

- 200 g gekochtes Hähnchenbrustfilet, gewürfelt
- 2 Stangen Sellerie, fein geschnitten
- 1 Apfel, gewürfelt
- 2 EL fettarmer Joghurt
- 1 TL Senf, salzarm
- Frischer Dill, gehackt
- Frischer Pfeffer

Zubereitung:

1. Hähnchen, Sellerie und Apfel in einer Schüssel mischen.
2. Joghurt und Senf zu einer glatten Sauce verrühren und über den Salat geben.
3. Mit Dill und Pfeffer abschmecken und gut umrühren.

Nährwerte (pro Portion): Kalorien: 200 | Fett: 3g | Kohlenhydrate: 12g | Protein: 30g | Zucker: 8g | Sodium: 90mg

33. Linsensalat mit Karotten und Kräutern

Zubereitungszeit: 5 Minuten | **Kochzeit:** 15 Minuten | **Portionen:** 2

Schwierigkeiten: Einfach

Zutaten:

- 1 Tasse grüne Linsen
- 2 Karotten, fein gerieben
- 1/4 Tasse Petersilie, gehackt
- 2 EL Olivenöl
- 1 EL Zitronensaft
- Salzfreie Gewürzmischung

- Frischer Pfeffer

Zubereitung:

1. Linsen in einem Topf mit Wasser gemäß Packungsanweisung kochen, bis sie weich sind.
2. Linsen abgießen und abkühlen lassen.
3. Linsen mit Karotten und Petersilie in einer Schüssel mischen.
4. Olivenöl, Zitronensaft, Gewürzmischung und Pfeffer hinzufügen und gut vermischen.

Nährwerte (pro Portion): Kalorien: 270 | Fett: 7g | Kohlenhydrate: 38g | Protein: 12g | Zucker: 4g | Sodium: 40mg

34. Gekochte Garnelen mit frischem Dill

Zubereitungszeit: 5 Minuten | **Kochzeit:** 5 Minuten | **Portionen:** 2

Schwierigkeiten: Einfach

Zutaten:

- 200 g Garnelen, geschält und entdarmt
- 2 EL frischer Dill, gehackt
- 1 EL Olivenöl
- Saft einer Zitrone
- Frischer Pfeffer

Zubereitung:

1. Wasser in einem Topf zum Kochen bringen.
2. Garnelen etwa 3-5 Minuten kochen, bis sie rosa und durchgegart sind.
3. Garnelen abgießen und mit Olivenöl, Zitronensaft und Dill mischen.
4. Mit frischem Pfeffer würzen und servieren.

Nährwerte (pro Portion): Kalorien: 190 | Fett: 8g | Kohlenhydrate: 1g | Protein: 28g | Zucker: 0g | Sodium: 110mg

35.   Gemischter Beeren-Joghurt

Zubereitungszeit: 5 Minuten | **Kochzeit:** 0 Minuten | **Portionen:** 2

Schwierigkeiten: Einfach

Zutaten:

- 1 Tasse fettarmer Joghurt
- 1/2 Tasse gemischte Beeren (Himbeeren, Blaubeeren, Erdbeeren)
- 1 TL Honig
- Frische Minze, gehackt

Zubereitung:

1. Beeren vorsichtig waschen und trocknen lassen.
2. Joghurt in zwei Schüsseln verteilen, Beeren darauf anrichten.
3. Mit Honig beträufeln und mit frischer Minze garnieren.

Nährwerte (pro Portion): Kalorien: 120 | Fett: 2g | Kohlenhydrate: 18g | Protein: 8g | Zucker: 12g | Sodium: 50mg

36.   Im Ofen gebackener Kabeljau mit Kräutern

Zubereitungszeit: 10 Minuten | **Kochzeit:** 15 Minuten | **Portionen:** 2

Schwierigkeiten: Einfach

Zutaten:

- 2 Kabeljaufilets (je 150g)
- 1 EL Olivenöl
- Frische Kräuter (z.B. Petersilie, Dill, Thymian), gehackt
- Frischer Pfeffer

Zubereitung:

1. Ofen auf 200°C vorheizen.
2. Kabeljaufilets auf ein mit Backpapier ausgelegtes Backblech legen.
3. Olivenöl und gehackte Kräuter über die Filets geben und mit frischem Pfeffer würzen.
4. Im Ofen etwa 15 Minuten backen, bis der Fisch gar und saftig ist.

Nährwerte (pro Portion): Kalorien: 220 | Fett: 5g | Kohlenhydrate: 0g | Protein: 40g | Zucker: 0g | Sodium: 70mg

38. Gemüsebrühe mit gedämpften Gemüsebällchen

Zubereitungszeit: 15 Minuten | **Kochzeit:** 20 Minuten | **Portionen:** 2

Schwierigkeiten: Mittel

Zutaten:

- 100g Karotten, fein gewürfelt
- 100g Zucchini, fein gewürfelt
- 50g Brokkoli, fein gehackt
- 1 EL Olivenöl
- 500ml Gemüsebrühe (natriumarm)
- Frische Kräuter nach Wahl

Zubereitung:

1. Gemüse in einem Dampfkorb über kochendem Wasser etwa 10 Minuten garen, bis es weich ist.
2. Das gedämpfte Gemüse mit etwas Olivenöl und frischen Kräutern mischen und zu kleinen Bällchen formen.
3. Gemüsebrühe in einem Topf zum Kochen bringen.
4. Gemüsebällchen in die köchelnde Brühe geben und 10 Minuten ziehen lassen.

Nährwerte (pro Portion): Kalorien: 150 | Fett: 7g | Kohlenhydrate: 18g | Protein: 5g | Zucker: 5g | Sodium: 55mg

39. Hähnchenbrust mit Zitronen- und Kapernsauce

Zubereitungszeit: 10 Minuten | **Kochzeit:** 20 Minuten | **Portionen:** 2

Schwierigkeiten: Einfach

Zutaten:

- 2 Hähnchenbrustfilets (je 150g)
- 1 EL Olivenöl
- Saft und Zesten von 1 Zitrone
- 1 EL Kapern
- Frischer Pfeffer

Zubereitung:

1. Ofen auf 180°C vorheizen.

2. Hähnchenbrustfilets mit Olivenöl bestreichen, in eine Auflaufform legen.

3. Zitronensaft und -zesten sowie Kapern über das Hähnchen geben.

4. Im Ofen ca. 20 Minuten garen, bis das Hähnchen durchgegart ist.

5. Mit frischem Pfeffer abschmecken.

Nährwerte (pro Portion): Kalorien: 250 | Fett: 8g | Kohlenhydrate: 3g | Protein: 40g | Zucker: 0g | Sodium: 85mg

40. Gemischter Salat mit Räucherforelle

Zubereitungszeit: 10 Minuten | **Kochzeit:** 0 Minuten | **Portionen:** 2

Schwierigkeiten: Einfach

Zutaten:

- 100g gemischte Salatblätter (z.B. Rucola, Spinat)
- 150g Räucherforelle, in Stücke gezupft
- 1 kleine rote Zwiebel, in dünne Ringe geschnitten
- 2 EL Olivenöl
- 1 EL Weißweinessig
- Frischer Pfeffer

Zubereitung:

1. Salatblätter gründlich waschen und trocken schleudern.

2. Forellenstücke, Zwiebelringe und Salat in einer Schüssel anrichten.

3. Olivenöl und Weißweinessig darüberträufeln.

4. Mit frischem Pfeffer abschmecken.

Nährwerte (pro Portion): Kalorien: 210 | Fett: 12g | Kohlenhydrate: 4g | Protein: 20g | Zucker: 2g | Sodium: 60mg

41.   Gedünstete Garnelen mit frischen Kräutern

Zubereitungszeit: 5 Minuten | **Kochzeit:** 10 Minuten | **Portionen:** 2

Schwierigkeiten: Einfach

Zutaten:

- 200g Garnelen, geschält und entdarmt
- 1 EL Olivenöl
- Gemischte frische Kräuter (z.B. Petersilie, Dill)
- Saft einer halben Zitrone
- Frischer Pfeffer

Zubereitung:

1. Wasser in einem Topf zum Kochen bringen und einen Dämpfeinsatz verwenden.
2. Garnelen in den Dämpfeinsatz legen und etwa 5 Minuten dämpfen, bis sie rosa und durchgegart sind.
3. Garnelen in einer Schüssel mit Olivenöl, frischen Kräutern, Zitronensaft und frischem Pfeffer anrichten.

Nährwerte (pro Portion): Kalorien: 180 | Fett: 8g | Kohlenhydrate: 1g | Protein: 25g | Zucker: 0g | Sodium: 115mg

Kapitel 5: Abendessenrezepte

Rezepte für ein leichtes Abendessen

42. Quinoa-Salat mit gerösteten Karotten und Feta

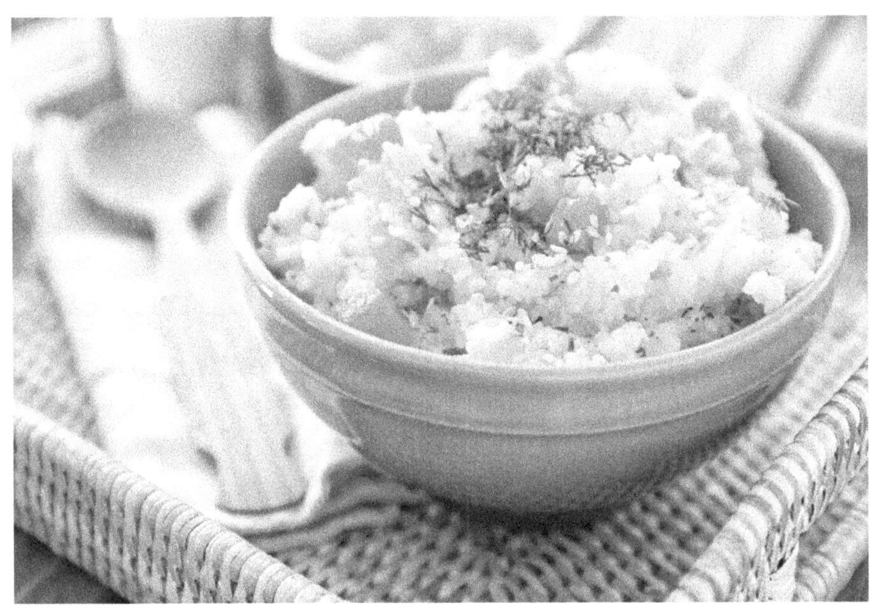

Zubereitungszeit: 10 Minuten | **Kochzeit:** 20 Minuten | **Portionen:** 2

Schwierigkeiten: Einfach

Zutaten:

- 1 Tasse Quinoa
- 2 Karotten, längs in dünne Scheiben geschnitten
- 50g Feta, zerbröckelt
- 2 EL Olivenöl
- 1 EL Zitronensaft
- Frische Petersilie, gehackt
- Frischer Pfeffer

Zubereitung:

1. Ofen auf 200°C vorheizen.

2. Karotten auf ein Backblech legen, mit 1 EL Olivenöl beträufeln und im Ofen etwa 20 Minuten rösten, bis sie weich und leicht karamellisiert sind.

3. Quinoa nach Packungsanleitung in Wasser kochen, abgießen und abkühlen lassen.

4. Quinoa in eine große Schüssel geben, geröstete Karotten, zerbröckelten Feta, Zitronensaft, den restlichen Olivenöl, Petersilie und frischen Pfeffer hinzufügen und gut vermischen.

Nährwerte (pro Portion): Kalorien: 350 | Fett: 15g | Kohlenhydrate: 45g | Protein: 12g | Zucker: 5g | Sodium: 200mg

43. Lachsfilet im Dampf mit Dill-Zitronen-Sauce

Zubereitungszeit: 10 Minuten | **Kochzeit:** 15 Minuten | **Portionen:** 2

Schwierigkeiten: Einfach

Zutaten:

- 2 Lachsfilets (je 150g)
- 1 EL frischer Dill, gehackt
- Saft einer halben Zitrone
- 1 EL Olivenöl
- Frischer Pfeffer

Zubereitung:

1. Wasser in einem Topf zum Kochen bringen und einen Dämpfeinsatz verwenden.

2. Lachsfilets mit etwas Olivenöl bestreichen, mit frischem Dill und Pfeffer würzen und in den Dämpfeinsatz legen.

3. Lachs etwa 10-15 Minuten dämpfen, bis er durchgegart ist.

4. Zitronensaft über den fertigen Lachs träufeln und sofort servieren.

Nährwerte (pro Portion): Kalorien: 280 | Fett: 18g | Kohlenhydrate: 0g | Protein: 28g | Zucker: 0g | Sodium: 70mg

44. Vegetarische Gemüsesuppe

Zubereitungszeit: 10 Minuten | **Kochzeit:** 20 Minuten | **Portionen:** 2

Schwierigkeiten: Einfach

Zutaten:

- 1 Zwiebel, gewürfelt
- 2 Karotten, gewürfelt
- 2 Stangen Sellerie, gewürfelt
- 500ml Gemüsebrühe (natriumarm)
- 1 Dose gehackte Tomaten
- 1 EL Olivenöl
- Frische Kräuter (z.B. Thymian, Rosmarin), gehackt
- Frischer Pfeffer

Zubereitung:

1. Olivenöl in einem großen Topf erhitzen und Zwiebel, Karotten und Sellerie darin andünsten, bis sie weich sind.
2. Gehackte Tomaten und Gemüsebrühe hinzufügen und zum Kochen bringen.
3. Bei niedriger Hitze 20 Minuten köcheln lassen.
4. Frische Kräuter und frischen Pfeffer vor dem Servieren hinzufügen.

Nährwerte (pro Portion): Kalorien: 150 | Fett: 7g | Kohlenhydrate: 20g | Protein: 4g | Zucker: 10g | Sodium: 80mg

45. Gekochter Buchweizen-Salat mit Rucola und Kirschtomaten

Zubereitungszeit: 10 Minuten | **Kochzeit:** 15 Minuten | **Portionen:** 2

Schwierigkeiten: Einfach

Zutaten:

- 1 Tasse Buchweizen
- 2 Handvoll Rucola
- 1 Handvoll Kirschtomaten, halbiert
- 1 EL Olivenöl
- 1 EL Balsamico-Essig

- Frischer Pfeffer

Zubereitung:

1. Buchweizen nach Packungsanleitung in Wasser kochen, abgießen und abkühlen lassen.

2. Rucola, Kirschtomaten und gekochten Buchweizen in einer Schüssel vermischen.

3. Olivenöl und Balsamico-Essig darüber geben, mit frischem Pfeffer würzen und gut durchmischen.

Nährwerte (pro Portion): Kalorien: 280 | Fett: 9g | Kohlenhydrate: 45g | Protein: 8g | Zucker: 5g | Sodium: 30mg

46.   Gedämpfter Blumenkohl mit Mandelkruste

Zubereitungszeit: 10 Minuten | **Kochzeit:** 20 Minuten | **Portionen:** 2

Schwierigkeiten: Einfach

Zutaten:

- 1 kleiner Blumenkohl, in Röschen geteilt
- 2 EL Mandelsplitter
- 1 EL Olivenöl
- Frischer Pfeffer

Zubereitung:

1. Wasser in einem Topf zum Kochen bringen und einen Dämpfeinsatz verwenden.

2. Blumenkohlröschen im Dämpfeinsatz etwa 15 Minuten weich garen.

3. In einer Pfanne die Mandelsplitter ohne Öl leicht rösten, bis sie golden sind.

4. Gedämpften Blumenkohl mit Mandelsplittern und etwas Olivenöl mischen.

5. Mit frischem Pfeffer abschmecken und servieren.

Nährwerte (pro Portion): Kalorien: 150 | Fett: 9g | Kohlenhydrate: 12g | Protein: 6g | Zucker: 5g | Sodium: 30mg

47. Ofengeröstete Süßkartoffeln mit Kräuterquark

Zubereitungszeit: 10 Minuten | **Kochzeit:** 25 Minuten | **Portionen:** 2

Schwierigkeiten: Einfach

Zutaten:

- 2 mittelgroße Süßkartoffeln, gewürfelt
- 200g Quark (fettarm)
- Frische Kräuter (z.B. Schnittlauch, Petersilie), gehackt
- 1 EL Olivenöl
- Frischer Pfeffer

Zubereitung:

1. Ofen auf 200°C vorheizen.
2. Süßkartoffeln mit Olivenöl mischen und auf einem Backblech verteilen.
3. Im Ofen etwa 25 Minuten rösten, bis sie weich und leicht gebräunt sind.
4. Quark mit frischen Kräutern und etwas Pfeffer verrühren.
5. Geröstete Süßkartoffeln mit dem Kräuterquark servieren.

Nährwerte (pro Portion): Kalorien: 280 | Fett: 6g | Kohlenhydrate: 45g | Protein: 10g | Zucker: 12g | Sodium: 80mg

48. Gedünsteter Spitzkohl mit Apfel und Walnüssen

Zubereitungszeit: 10 Minuten | **Kochzeit:** 20 Minuten | **Portionen:** 2

Schwierigkeiten: Einfach

Zutaten:

- 1 kleiner Spitzkohl, in Streifen geschnitten
- 1 Apfel, gewürfelt
- 2 EL Walnüsse, grob gehackt
- 1 EL Olivenöl
- Saft einer halben Zitrone
- Frischer Pfeffer

Zubereitung:

1. In einem großen Topf etwas Wasser zum Kochen bringen und den Spitzkohl im Dämpfeinsatz etwa 10 Minuten dünsten.

2. Apfelwürfel in den letzten 5 Minuten hinzufügen und mitdämpfen.

3. Gedämpften Kohl und Apfel in eine Schüssel geben, mit Olivenöl, Zitronensaft und frischem Pfeffer anmachen.

4. Mit Walnüssen bestreuen und servieren.

Nährwerte (pro Portion): Kalorien: 200 | Fett: 12g | Kohlenhydrate: 20g | Protein: 4g | Zucker: 12g | Sodium: 30mg

49. Gekühlter Linsen- und Gurkensalat

Zubereitungszeit: 10 Minuten | **Kochzeit:** 20 Minuten (plus Kühlzeit) | **Portionen:** 2

Schwierigkeiten: Einfach

Zutaten:

- 1 Tasse grüne Linsen
- 1 Gurke, entkernt und gewürfelt
- 1 rote Zwiebel, fein gewürfelt
- 2 EL Olivenöl
- 2 EL Weißweinessig
- Frische Minze, gehackt
- Frischer Pfeffer

Zubereitung:

1. Linsen gemäß Packungsanleitung kochen, abgießen und abkühlen lassen.

2. Linsen, Gurke, Zwiebel und Minze in einer Schüssel vermengen.

3. Olivenöl und Weißweinessig hinzufügen, mit frischem Pfeffer abschmecken.

4. Salat im Kühlschrank etwa eine Stunde kühlen, dann servieren.

Nährwerte (pro Portion): Kalorien: 350 | Fett: 14g | Kohlenhydrate: 45g | Protein: 12g | Zucker: 4g | Sodium: 30mg

Gebackener Fenchel mit Parmesan

Zubereitungszeit: 10 Minuten | **Kochzeit:** 20 Minuten | **Portionen:** 2

Schwierigkeiten: Einfach

Zutaten:

- 2 Fenchelknollen, längs halbiert
- 2 EL Olivenöl
- 50g Parmesan, gerieben
- Frischer Pfeffer

Zubereitung:

1. Ofen auf 200°C vorheizen.
2. Fenchel mit Olivenöl bestreichen und auf ein Backblech legen.
3. Parmesan über den Fenchel streuen und mit frischem Pfeffer würzen.
4. Im Ofen etwa 20 Minuten backen, bis der Fenchel weich und der Parmesan geschmolzen ist.

Nährwerte (pro Portion): Kalorien: 250 | Fett: 18g | Kohlenhydrate: 10g | Protein: 8g | Zucker: 5g | Sodium: 220mg

Kürbis-Suppe mit Ingwer

Zubereitungszeit: 10 Minuten | **Kochzeit:** 20 Minuten | **Portionen:** 2

Schwierigkeiten: Einfach

Zutaten:

- 500g Kürbis, gewürfelt
- 1 kleine Zwiebel, gewürfelt
- 2 cm Ingwer, fein gehackt
- 500ml Gemüsebrühe (natriumarm)
- 1 EL Olivenöl
- Frischer Koriander, gehackt
- Frischer Pfeffer

Zubereitung:

1. Olivenöl in einem Topf erhitzen, Zwiebel und Ingwer darin andünsten.

2. Kürbis hinzufügen und kurz mitdünsten.

3. Mit Gemüsebrühe auffüllen und etwa 20 Minuten köcheln lassen, bis der Kürbis weich ist.

4. Die Suppe pürieren, mit frischem Pfeffer und Koriander abschmecken.

Nährwerte (pro Portion): Kalorien: 180 | Fett: 7g | Kohlenhydrate: 26g | Protein: 3g | Zucker: 12g | Sodium: 55mg

Ideen für ausgewogene Abendmahlzeiten

52. Thunfischsalat mit weißen Bohnen

Zubereitungszeit: 10 Minuten | **Kochzeit:** 0 Minuten | **Portionen:** 2

Schwierigkeiten: Einfach

Zutaten:

- 1 Dose Thunfisch im eigenen Saft, abgetropft
- 1 Dose weiße Bohnen, abgespült und abgetropft
- 1 kleine rote Zwiebel, fein gewürfelt
- 2 EL Olivenöl
- 1 EL Weißweinessig
- Frische Petersilie, gehackt
- Frischer Pfeffer

Zubereitung:

1. Thunfisch, weiße Bohnen und rote Zwiebel in einer Schüssel vermischen.
2. Olivenöl, Weißweinessig und Petersilie hinzufügen.
3. Mit frischem Pfeffer abschmecken und gut umrühren.
4. Sofort servieren oder kalt stellen, um die Aromen zu intensivieren.

Nährwerte (pro Portion): Kalorien: 300 | Fett: 10g | Kohlenhydrate: 30g | Protein: 25g | Zucker: 2g | Sodium: 180mg

53. Geräuchertes Forellenfilet mit Radieschensalat

Zubereitungszeit: 10 Minuten | **Kochzeit:** 0 Minuten | **Portionen:** 2

Schwierigkeiten: Einfach

Zutaten:

- 2 geräucherte Forellenfilets
- 1 Bund Radieschen, dünn geschnitten
- 1 Gurke, dünn geschnitten
- 2 EL Olivenöl
- 1 EL Zitronensaft
- Frischer Dill, gehackt

- Frischer Pfeffer

Zubereitung:

1. Radieschen und Gurke in dünne Scheiben schneiden und in einer Schüssel vermischen.
2. Olivenöl, Zitronensaft und Dill hinzufügen und gut durchmischen.
3. Forellenfilets auf den Salat legen.
4. Mit frischem Pfeffer abschmecken und servieren.

Nährwerte (pro Portion): Kalorien: 280 | Fett: 18g | Kohlenhydrate: 8g | Protein: 22g | Zucker: 4g | Sodium: 85mg

54. Vegane Kürbissuppe

Zubereitungszeit: 5 Minuten | **Kochzeit:** 15 Minuten | **Portionen:** 2

Schwierigkeiten: Einfach

Zutaten:

- 500g Kürbis, gewürfelt
- 1 Zwiebel, gewürfelt
- 2 Knoblauchzehen, fein gehackt
- 500ml Gemüsebrühe (natriumarm)
- 1 TL Kurkuma
- 1 EL Olivenöl
- Frischer Koriander, gehackt
- Frischer Pfeffer

Zubereitung:

1. Olivenöl in einem Topf erhitzen und Zwiebel sowie Knoblauch darin andünsten.
2. Kürbis und Kurkuma hinzufügen und kurz anrösten.
3. Mit Gemüsebrühe auffüllen und etwa 15 Minuten köcheln lassen, bis der Kürbis weich ist.
4. Die Suppe pürieren und mit frischem Koriander und Pfeffer abschmecken.

Nährwerte (pro Portion): Kalorien: 180 | Fett: 7g | Kohlenhydrate: 26g | Protein: 3g | Zucker: 12g | Sodium: 55mg

Gedämpfter Brokkoli mit Mandeln

Zubereitungszeit: 5 Minuten | **Kochzeit:** 10 Minuten | **Portionen:** 2

Schwierigkeiten: Einfach

Zutaten:

- 1 Kopf Brokkoli, in Röschen geteilt
- 2 EL Mandelsplitter, leicht geröstet
- 1 EL Olivenöl
- Frischer Zitronensaft
- Frischer Pfeffer

Zubereitung:

1. Wasser in einem Topf zum Kochen bringen und Brokkoli im Dämpfeinsatz etwa 8 Minuten garen.
2. Geröstete Mandelsplitter und Olivenöl über den gedämpften Brokkoli geben.
3. Mit Zitronensaft und frischem Pfeffer abschmecken und servieren.

Nährwerte (pro Portion): Kalorien: 150 | Fett: 9g | Kohlenhydrate: 12g | Protein: 6g | Zucker: 2g | Sodium: 30mg

Couscous mit geröstetem Gemüse

Zubereitungszeit: 10 Minuten | **Kochzeit:** 20 Minuten | **Portionen:** 2

Schwierigkeiten: Einfach

Zutaten:

- 1 Tasse Couscous
- 2 Karotten, in Scheiben geschnitten
- 1 Zucchini, in Scheiben geschnitten
- 1 rote Paprika, in Streifen geschnitten
- 1 EL Olivenöl
- 2 EL Zitronensaft
- Frische Kräuter nach Wahl (z.B. Petersilie, Minze)
- Frischer Pfeffer

Zubereitung:

1. Gemüse mit Olivenöl mischen und auf einem Backblech im Ofen bei 200°C etwa 20 Minuten rösten.
2. Couscous nach Packungsanleitung zubereiten.
3. Geröstetes Gemüse unter den fertigen Couscous heben.
4. Mit Zitronensaft, frischen Kräutern und frischem Pfepper abschmecken und servieren.

Nährwerte (pro Portion): Kalorien: 320 | Fett: 9g | Kohlenhydrate: 50g | Protein: 8g | Zucker: 5g | Sodium: 30mg

57.   Gedämpfter Fisch mit Zitronen-Kapern-Sauce

Zubereitungszeit: 10 Minuten | **Kochzeit:** 15 Minuten | **Portionen:** 2

Schwierigkeiten: Einfach

Zutaten:

- 2 Weißfischfilets (z.B. Seezunge)
- 1 EL Kapern, abgespült
- Saft einer Zitrone
- 1 EL Olivenöl
- Frische Petersilie, gehackt
- Frischer Pfeffer

Zubereitung:

1. Fisch in einem Dämpfeinsatz über kochendem Wasser etwa 10-12 Minuten garen.
2. Kapern, Zitronensaft, Olivenöl und Petersilie zu einer Sauce vermischen.
3. Den gedämpften Fisch auf Tellern anrichten und die Sauce darüber geben.
4. Mit frischem Pfeffer abschmecken und servieren.

Nährwerte (pro Portion): Kalorien: 220 | Fett: 7g | Kohlenhydrate: 2g | Protein: 35g | Zucker: 0g | Sodium: 70mg

58.   Gerösteter Blumenkohl mit Kurkuma

Zubereitungszeit: 10 Minuten | **Kochzeit:** 20 Minuten | **Portionen:** 2

Schwierigkeiten: Einfach

Zutaten:

- 1 Kopf Blumenkohl, in Röschen geschnitten
- 2 TL Kurkuma
- 1 EL Olivenöl
- Frischer Koriander, gehackt
- Frischer Pfeffer

Zubereitung:

1. Ofen auf 200°C vorheizen.
2. Blumenkohl mit Olivenöl und Kurkuma mischen und auf einem Backblech verteilen.
3. Etwa 20 Minuten im Ofen rösten, bis der Blumenkohl weich und leicht gebräunt ist.
4. Mit frischem Koriander und Pfeffer bestreuen und servieren.

Nährwerte (pro Portion): Kalorien: 140 | Fett: 7g | Kohlenhydrate: 15g | Protein: 5g | Zucker: 5g | Sodium: 30mg

59.   Quinoa-Salat mit geröstetem Gemüse und Feta

Zubereitungszeit: 15 Minuten | **Kochzeit:** 25 Minuten | **Portionen:** 2

Schwierigkeiten: Einfach

Zutaten:

- 1 Tasse Quinoa
- 2 Karotten, in Scheiben geschnitten
- 1 Zucchini, in Scheiben geschnitten
- 100g Feta, zerkrümelt
- 2 EL Olivenöl
- Frischer Thymian
- Frischer Pfeffer

Zubereitung:

1. Quinoa nach Packungsanweisung zubereiten.

2. Karotten und Zucchini mit 1 EL Olivenöl vermischen und auf einem Backblech im Ofen bei 200°C etwa 20 Minuten rösten.

3. Geröstetes Gemüse, gekochte Quinoa und zerkrümelten Feta in einer Schüssel vermischen.

4. Mit dem restlichen Olivenöl, frischem Thymian und Pfeffer abschmecken.

Nährwerte (pro Portion): Kalorien: 350 | Fett: 15g | Kohlenhydrate: 45g | Protein: 12g | Zucker: 8g | Sodium: 200mg

60. Gedünstete Hähnchenbrust mit Gemüse

Zubereitungszeit: 10 Minuten | **Kochzeit:** 20 Minuten | **Portionen:** 2

Schwierigkeiten: Einfach

Zutaten:

- 2 Hähnchenbrustfilets
- 200g grüne Bohnen, geputzt
- 1 rote Paprika, in Streifen geschnitten
- 1 EL Olivenöl
- Frischer Rosmarin
- Frischer Pfeffer

Zubereitung:

1. Hähnchenbrust in einem Dämpfeinsatz über kochendem Wasser etwa 15-20 Minuten garen.

2. In den letzten 10 Minuten die grünen Bohnen und Paprikastreifen zum Dämpfen hinzufügen.

3. Hähnchen und Gemüse mit Olivenöl beträufeln und mit frischem Rosmarin und Pfeffer würzen.

Nährwerte (pro Portion): Kalorien: 250 | Fett: 9g | Kohlenhydrate: 10g | Protein: 35g | Zucker: 5g | Sodium: 80mg

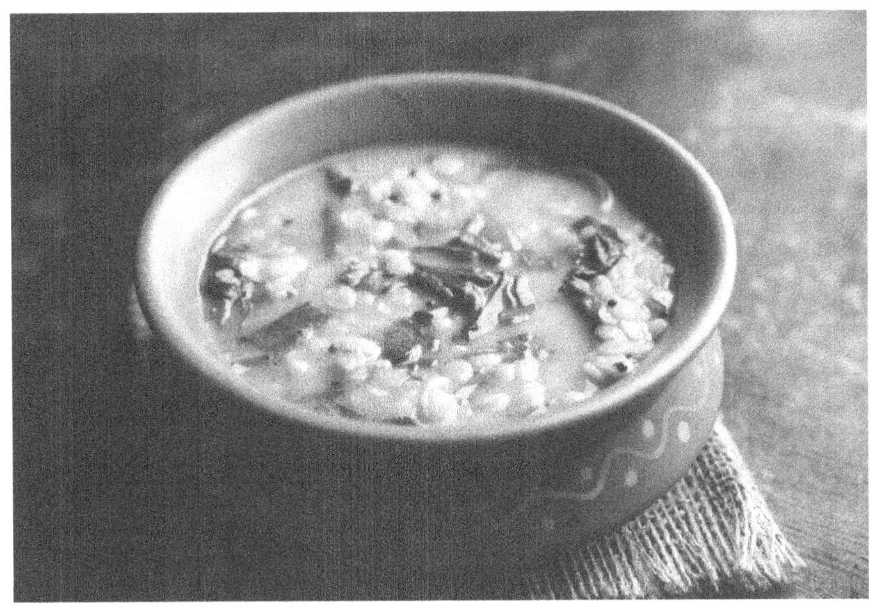

Zubereitungszeit: 10 Minuten | **Kochzeit:** 20 Minuten | **Portionen:** 2

Schwierigkeiten: Einfach

Zutaten:

- 1 Tasse rote Linsen
- 500ml Gemüsebrühe (natriumarm)
- 1 Handvoll frischer Spinat, grob gehackt
- 1 Karotte, gewürfelt
- 1 Zwiebel, gewürfelt
- 1 EL Olivenöl
- 1 TL gemahlener Kreuzkümmel
- Frischer Pfeffer

Zubereitung:

1. Olivenöl in einem Topf erhitzen und Zwiebel und Karotte darin andünsten.
2. Linsen, Kreuzkümmel und Gemüsebrühe hinzufügen und zum Kochen bringen.
3. Bei mittlerer Hitze etwa 15 Minuten köcheln lassen, bis die Linsen weich sind.
4. Spinat unterrühren und weitere 5 Minuten köcheln lassen.
5. Mit frischem Pfeffer abschmecken.

Nährwerte (pro Portion): Kalorien: 300 | Fett: 7g | Kohlenhydrate: 45g | Protein: 18g | Zucker: 6g | Sodium: 55mg

Kapitel 6: Snacks und kleine Mahlzeiten

Gesunde Snackoptionen

62.   Sellerie- und Karottensticks mit selbstgemachtem Erbsenpüree

Zubereitungszeit: 10 Minuten | **Kochzeit:** 0 Minuten | **Portionen:** 2

Schwierigkeiten: Einfach

Zutaten:

- 2 Stangen Sellerie, in Sticks geschnitten
- 2 Karotten, in Sticks geschnitten
- 100g Erbsen, frisch oder gefroren
- 1 EL Olivenöl
- Frischer Pfeffer

Zubereitung:

1. Erbsen kochen, bis sie weich sind, dann abkühlen lassen.
2. Erbsen mit Olivenöl pürieren, bis eine glatte Paste entsteht.
3. Mit frischem Pfeffer abschmecken.
4. Sellerie und Karottensticks mit dem Erbsenpüree servieren.

Nährwerte (pro Portion): Kalorien: 120 | Fett: 5g | Kohlenhydrate: 15g | Protein: 4g | Zucker: 5g | Sodium: 40mg

63. Gurken-Radieschen-Salat mit Zitronendressing

Zubereitungszeit: 10 Minuten | **Kochzeit:** 0 Minuten | **Portionen:** 2

Schwierigkeiten: Einfach

Zutaten:

- 1 große Gurke, in Scheiben geschnitten
- 1 Bund Radieschen, in Scheiben geschnitten
- 2 EL fettarmer Joghurt
- Saft einer halben Zitrone
- Frische Kräuter, gehackt
- Frischer Pfeffer

Zubereitung:

1. Gurken und Radieschen in dünne Scheiben schneiden.
2. Joghurt mit Zitronensaft und frischen Kräutern zu einem Dressing verrühren.
3. Dressing über das Gemüse geben und gut vermischen.
4. Mit frischem Pfeffer abschmecken.

Nährwerte (pro Portion): Kalorien: 50 | Fett: 1g | Kohlenhydrate: 10g | Protein: 2g | Zucker: 6g | Sodium: 30mg

64. Gekochte Eier mit gedünstetem Blumenkohl

Zubereitungszeit: 10 Minuten | **Kochzeit:** 10 Minuten | **Portionen:** 2

Schwierigkeiten: Einfach

Zutaten:

- 4 Eier
- 1 kleiner Blumenkohl, in Röschen geteilt
- 1 EL Olivenöl
- Frischer Pfeffer

Zubereitung:

1. Eier hart kochen, schälen und halbieren.
2. Blumenkohl in einem Dämpfeinsatz über kochendem Wasser etwa 5-7 Minuten garen, bis er weich ist.
3. Eier und Blumenkohl anrichten, mit Olivenöl beträufeln und mit frischem Pfeffer würzen.

Nährwerte (pro Portion): Kalorien: 250 | Fett: 15g | Kohlenhydrate: 8g | Protein: 18g | Zucker: 4g | Sodium: 120mg

65. Gemüsesticks mit selbstgemachter Avocado-Creme (moderate Menge Avocado)

Zubereitungszeit: 10 Minuten | **Kochzeit:** 0 Minuten | **Portionen:** 2

Schwierigkeiten: Einfach

Zutaten:

- 1/2 reife Avocado
- 1 EL Zitronensaft
- Gemüsesticks (Gurke, Paprika)
- Frischer Pfeffer

Zubereitung:

1. Avocado mit Zitronensaft pürieren, um eine glatte Creme zu erhalten.
2. Mit frischem Pfeffer abschmecken.
3. Gemüsesticks in die Avocado-Creme tauchen und genießen.

Nährwerte (pro Portion): Kalorien: 150 | Fett: 10g | Kohlenhydrate: 12g | Protein: 2g | Zucker: 1g | Sodium: 20mg

66. Gekühlte Melonensuppe mit Minze

Zubereitungszeit: 15 Minuten | **Kochzeit:** 0 Minuten | **Portionen:** 2

Schwierigkeiten: Einfach

Zutaten:

- 1/2 Honigmelone, gewürfelt
- 1/4 Wassermelone, gewürfelt
- Frische Minze, gehackt
- Saft einer Limette

Zubereitung:

1. Melonenstücke mit Limettensaft und frischer Minze in einen Mixer geben.
2. Alles fein pürieren, bis eine glatte Suppe entsteht.
3. Suppe kühlen und gekühlt servieren.

Nährwerte (pro Portion): Kalorien: 90 | Fett: 0.5g | Kohlenhydrate: 22g | Protein: 1g | Zucker: 18g | Sodium: 10mg

67.   Zucchini-Röllchen mit Frischkäsefüllung

Zubereitungszeit: 15 Minuten | **Kochzeit:** 0 Minuten | **Portionen:** 2

Schwierigkeiten: Einfach

Zutaten:

- 1 große Zucchini, längs in dünne Streifen geschnitten
- 100g Frischkäse, natriumarm
- Frische Kräuter (z.B. Dill, Schnittlauch), fein gehackt
- Frischer Pfeffer

Zubereitung:

1. Zucchinistreifen auf einer flachen Oberfläche auslegen.
2. Jeden Streifen mit Frischkäse bestreichen und mit frischen Kräutern bestreuen.
3. Zucchinistreifen vorsichtig aufrollen.
4. Mit frischem Pfeffer bestreuen und servieren.

Nährwerte (pro Portion): Kalorien: 120 | Fett: 9g | Kohlenhydrate: 6g | Protein: 4g | Zucker: 3g | Sodium: 80mg

68. Gedünstete Garnelen mit Knoblauch und Zitronensaft

Zubereitungszeit: 10 Minuten | **Kochzeit:** 5 Minuten | **Portionen:** 2

Schwierigkeiten: Einfach

Zutaten:

- 200g Garnelen, geschält und entdarmt
- 2 Knoblauchzehen, fein gehackt
- Saft einer Zitrone
- 1 EL Olivenöl
- Frischer Pfeffer

Zubereitung:

1. Garnelen in einem Dämpfeinsatz über kochendem Wasser etwa 3-5 Minuten garen, bis sie rosa und durchgegart sind.
2. In einer kleinen Schüssel Olivenöl, Knoblauch und Zitronensaft mischen.
3. Die gekochten Garnelen mit der Knoblauch-Zitronen-Mischung beträufeln.
4. Mit frischem Pfeffer abschmecken und servieren.

Nährwerte (pro Portion): Kalorien: 160 | Fett: 8g | Kohlenhydrate: 2g | Protein: 20g | Zucker: 0g | Sodium: 85mg

69. Gekochte Artischocken mit Dip aus Joghurt und Dill

Zubereitungszeit: 10 Minuten | **Kochzeit:** 25 Minuten | **Portionen:** 2

Schwierigkeiten: Mittel

Zutaten:

- 2 Artischocken
- 100g Joghurt, fettarm
- 1 TL Dill, gehackt
- Saft einer halben Zitrone
- Frischer Pfeffer

Zubereitung:

1. Artischocken gründlich waschen und die Spitzen der Blätter abschneiden.
2. Artischocken in einem großen Topf mit Wasser etwa 20-25 Minuten kochen.
3. Joghurt mit Dill, Zitronensaft und Pfeffer mischen, um den Dip zu bereiten.
4. Gekochte Artischocken mit dem Joghurt-Dill-Dip servieren.

Nährwerte (pro Portion): Kalorien: 120 | Fett: 3g | Kohlenhydrate: 20g | Protein: 8g | Zucker: 5g | Sodium: 70mg

70. Süßkartoffelchips aus dem Ofen

Zubereitungszeit: 10 Minuten | **Kochzeit:** 20 Minuten | **Portionen:** 2

Schwierigkeiten: Einfach

Zutaten:

- 1 große Süßkartoffel, dünn geschnitten
- 1 EL Olivenöl
- Frischer Thymian
- Frischer Pfeffer

Zubereitung:

1. Ofen auf 200°C vorheizen.
2. Süßkartoffelscheiben mit Olivenöl und frischem Thymian mischen.
3. Auf einem Backblech verteilen und etwa 20 Minuten backen, bis sie knusprig sind.
4. Mit frischem Pfeffer bestreuen und servieren.

Nährwerte (pro Portion): Kalorien: 140 | Fett: 7g | Kohlenhydrate: 18g | Protein: 2g | Zucker: 4g | Sodium: 30mg

71. Fruchtspieße mit Honig-Joghurt-Dip

Zubereitungszeit: 10 Minuten | **Kochzeit:** 0 Minuten | **Portionen:** 2

Schwierigkeiten: Einfach

Zutaten:

- Verschiedene Früchte (z.B. Erdbeeren, Trauben, Melonenstücke)
- 100g Joghurt, fettarm
- 1 EL Honig
- Frische Minze, gehackt

Zubereitung:

1. Früchte auf Spieße stecken.
2. Joghurt mit Honig und frischer Minze vermischen.
3. Fruchtspieße mit dem Honig-Joghurt-Dip servieren.

Nährwerte (pro Portion): Kalorien: 150 | Fett: 1g | Kohlenhydrate: 30g | Protein: 4g | Zucker: 25g | Sodium: 35mg

Kleine Mahlzeiten für zwischendurch

<table>
<tr><td>**72.**</td><td>**Avocado-Tomaten-Toast**</td></tr>
</table>

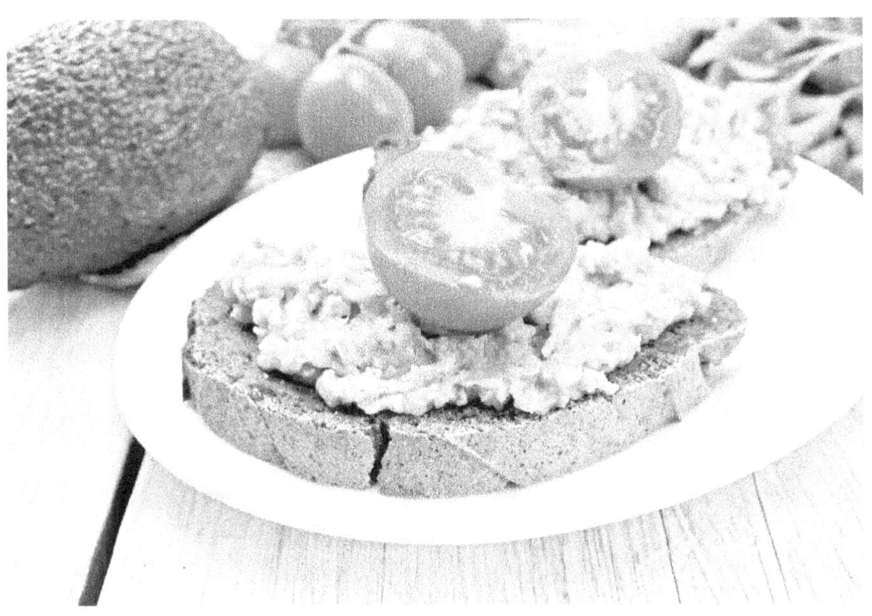

Zubereitungszeit: 5 Minuten | **Kochzeit:** 0 Minuten | **Portionen:** 2

Schwierigkeiten: Einfach

Zutaten:

- 2 Scheiben Vollkornbrot, getoastet
- 1/2 reife Avocado, püriert (mäßige Menge aufgrund von Kaliumgehalt)
- 1/2 kleine Tomate, in Scheiben geschnitten (moderate Menge, um den Kaliumgehalt zu kontrollieren)
- Frischer Pfeffer

Zubereitung:

1. Vollkornbrot toasten.
2. Avocado auf den Toast streichen.
3. Tomatenscheiben drauflegen.
4. Mit frischem Pfeffer bestreuen und servieren.

Nährwerte (pro Portion): Kalorien: 200 | Fett: 9g | Kohlenhydrate: 27g | Protein: 6g | Zucker: 4g | Sodium: 120mg

74. Kichererbsensalat mit Gurken und Dill

Zubereitungszeit: 10 Minuten | **Kochzeit:** 0 Minuten | **Portionen:** 2

Schwierigkeiten: Einfach

Zutaten:

- 1 Dose Kichererbsen, abgespült und abgetropft
- 1 kleine Gurke, gewürfelt
- Frischer Dill, gehackt
- 2 EL Zitronensaft
- 1 EL Olivenöl
- Frischer Pfeffer

Zubereitung:

1. Kichererbsen, Gurke und Dill in einer Schüssel vermischen.
2. Zitronensaft, Olivenöl und frischen Pfeffer hinzufügen und gut durchmischen.
3. Kühl servieren.

Nährwerte (pro Portion): Kalorien: 250 | Fett: 7g | Kohlenhydrate: 35g | Protein: 10g | Zucker: 6g | Sodium: 80mg

75. Rote-Bete-Carpaccio mit Feta

Zubereitungszeit: 10 Minuten | **Kochzeit:** 0 Minuten | **Portionen:** 2

Schwierigkeiten: Einfach

Zutaten:

- 2 vorgekochte Rote Bete, in dünne Scheiben geschnitten
- 50g Feta, zerkrümelt
- 1 EL Olivenöl
- 1 EL Balsamico-Essig
- Frische Minze, gehackt
- Frischer Pfeffer

Zubereitung:

1. Rote Bete Scheiben auf Tellern anrichten.
2. Feta darüber streuen.
3. Mit Olivenöl, Balsamico-Essig und frischer Minze garnieren.

4. Mit frischem Pfeffer abschmecken.

Nährwerte (pro Portion): Kalorien: 150 | Fett: 9g | Kohlenhydrate: 12g | Protein: 4g | Zucker: 10g | Sodium: 150mg

76. Gedünstete Hühnerbrust mit Karottenstreifen

Zubereitungszeit: 5 Minuten | **Kochzeit:** 20 Minuten | **Portionen:** 2

Schwierigkeiten: Einfach

Zutaten:

- 2 Hühnerbrustfilets
- 2 Karotten, in dünne Streifen geschnitten
- 1 EL Olivenöl
- Frische Kräuter nach Wahl
- Frischer Pfeffer

Zubereitung:

1. Hühnerbrustfilets und Karotten in einem Dämpfeinsatz über kochendem Wasser etwa 20 Minuten garen.
2. Mit Olivenöl, frischen Kräutern und frischem Pfeffer anrichten.

Nährwerte (pro Portion): Kalorien: 220 | Fett: 5g | Kohlenhydrate: 8g | Protein: 35g | Zucker: 3g | Sodium: 70mg

77. Linsen-Dip mit Gemüsesticks

Zubereitungszeit: 10 Minuten | **Kochzeit:** 20 Minuten | **Portionen:** 2

Schwierigkeiten: Einfach

Zutaten:

- 1 Tasse rote Linsen
- 1 Knoblauchzehe, fein gehackt
- 2 EL Zitronensaft
- 1 EL Tahini (Sesampaste)
- Gemüsesticks (Karotten, Sellerie)
- 1 EL Olivenöl

- Frischer Pfeffer

Zubereitung:

1. Linsen kochen, bis sie weich sind, dann abkühlen lassen.
2. Linsen, Knoblauch, Zitronensaft, Tahini und Olivenöl in einem Mixer zu einem glatten Dip verarbeiten.
3. Mit Gemüsesticks servieren.

Nährwerte (pro Portion): Kalorien: 250 | Fett: 8g | Kohlenhydrate: 30g | Protein: 12g | Zucker: 4g | Sodium: 55mg

78. Gekochte Artischocken mit Vinaigrette

Zubereitungszeit: 10 Minuten | **Kochzeit:** 25 Minuten | **Portionen:** 2

Schwierigkeiten: Mittel

Zutaten:

- 2 Artischocken
- 2 EL Olivenöl
- 1 EL Weißweinessig
- 1 TL Senf, natriumarm
- Frischer Dill, gehackt
- Frischer Pfeffer

Zubereitung:

1. Artischocken gründlich waschen und die Spitzen der Blätter abschneiden.
2. Artischocken in einem großen Topf mit Wasser etwa 20-25 Minuten kochen.
3. Olivenöl, Weißweinessig, Senf und Dill zu einer Vinaigrette verrühren.
4. Gekochte Artischocken mit der Vinaigrette servieren.

Nährwerte (pro Portion): Kalorien: 150 | Fett: 14g | Kohlenhydrate: 6g | Protein: 2g | Zucker: 1g | Sodium: 50mg

Gekühlter Gurkensalat mit Dill und Joghurt

Zubereitungszeit: 10 Minuten | **Kochzeit:** 0 Minuten | **Portionen:** 2

Schwierigkeiten: Einfach

Zutaten:

- 1 große Gurke, geschält und in Scheiben geschnitten
- 100g Joghurt, fettarm
- Frischer Dill, gehackt
- 1 EL Zitronensaft
- Frischer Pfeffer

Zubereitung:

1. Gurkenscheiben in einer Schüssel anrichten.
2. Joghurt mit Dill, Zitronensaft und frischem Pfeffer mischen.
3. Joghurtdressing über die Gurkenscheiben geben und gut vermischen.
4. Kühl servieren.

Nährwerte (pro Portion): Kalorien: 70 | Fett: 1g | Kohlenhydrate: 12g | Protein: 4g | Zucker: 6g | Sodium: 30mg

80. Wassermelonen-Feta-Salat mit frischer Minze

Zubereitungszeit: 10 Minuten | **Kochzeit:** 0 Minuten | **Portionen:** 2

Schwierigkeiten: Einfach

Zutaten:

- 1/2 kleine Wassermelone, gewürfelt
- 50g Feta, zerkrümelt
- Frische Minze, gehackt
- 1 EL Olivenöl
- Frischer Pfeffer

Zubereitung:

1. Wassermelonenwürfel in eine Schüssel geben.
2. Feta und frische Minze hinzufügen.
3. Mit Olivenöl beträufeln und mit frischem Pfepper bestreuen.
4. Sofort servieren.

81.   Gegrillte Zucchinischeiben mit Kräuterquark

Zubereitungszeit: 10 Minuten | **Kochzeit:** 10 Minuten | **Portionen:** 2

Schwierigkeiten: Einfach

Zutaten:

- 1 Zucchini, längs in dünne Scheiben geschnitten
- 100g Quark, natriumarm
- Frische Kräuter (z.B. Petersilie, Schnittlauch), fein gehackt
- 1 EL Olivenöl
- Frischer Pfeffer

Zubereitung:

1. Zucchinischeiben mit Olivenöl bestreichen und auf einem Grill oder einer Grillpfanne von beiden Seiten kurz grillen, bis sie weich sind.
2. Quark mit frischen Kräutern mischen und mit frischem Pfeffer würzen.
3. Gegrillte Zucchinischeiben mit dem Kräuterquark servieren.

Nährwerte (pro Portion): Kalorien: 120 | Fett: 5g | Kohlenhydrate: 10g | Protein: 8g | Zucker: 5g | Sodium: 40mg

82.   Hüttenkäse mit Pfirsichspalten

Zubereitungszeit: 5 Minuten | **Kochzeit:** 0 Minuten | **Portionen:** 2

Schwierigkeiten: Einfach

Zutaten:

- 200g Hüttenkäse, natriumarm
- 1 großer Pfirsich, in Spalten geschnitten
- Frischer Pfeffer

Zubereitung:

1. Hüttenkäse auf zwei Schalen verteilen.
2. Frische Pfirsichspalten darauf anrichten.

3. Mit frischem Pfeffer bestreuen und servieren.

Nährwerte (pro Portion): Kalorien: 120 | Fett: 2g | Kohlenhydrate: 15g | Protein: 10g | Zucker: 12g | Sodium: 55mg

Kapitel 7: Desserts und Süßspeisen

Süße Leckereien ohne Schuldgefühle

83. Birnen-Kompott mit Zimt

Zubereitungszeit: 10 Minuten | **Kochzeit:** 20 Minuten | **Portionen:** 2

Schwierigkeiten: Einfach

Zutaten:

- 2 reife Birnen, geschält und gewürfelt
- 1 TL Zimt
- 1 TL Honig
- 100 ml Wasser

Zubereitung:

1. Birnenwürfel mit Wasser und Zimt in einem Topf geben.
2. Bei niedriger Hitze köcheln lassen, bis die Birnen weich sind.
3. Vor dem Servieren mit Honig süßen.

Nährwerte (pro Portion): Kalorien: 120 | Fett: 0g | Kohlenhydrate: 30g | Protein: 1g | Zucker: 20g | Sodium: 5mg

84. Gekühltes Melonen-Sorbet

Zubereitungszeit: 15 Minuten | **Gefrierzeit:** 2 Stunden | **Portionen:** 2

Schwierigkeiten: Einfach

Zutaten:

- 1 Tasse Wassermelone, gewürfelt
- 1 Tasse Honigmelone, gewürfelt
- Saft einer Limette

Zubereitung:

1. Melonenwürfel und Limettensaft pürieren.
2. Die Mischung in eine flache Schale geben und mindestens 2 Stunden einfrieren.

3. Vor dem Servieren kurz im Mixer aufschlagen, um die Sorbet-Textur zu erreichen.

Nährwerte (pro Portion): Kalorien: 70 | Fett: 0g | Kohlenhydrate: 18g | Protein: 1g | Zucker: 14g | Sodium: 5mg

85. Apfelchips

Zubereitungszeit: 10 Minuten | **Backzeit:** 1 Stunde | **Portionen:** 2

Schwierigkeiten: Einfach

Zutaten:

- 2 Äpfel
- 1 TL Zimt

Zubereitung:

1. Äpfel in dünne Scheiben schneiden und auf ein mit Backpapier ausgelegtes Backblech legen.
2. Mit Zimt bestreuen und bei 100°C im Ofen ca. 1 Stunde backen, bis sie knusprig sind.

Nährwerte (pro Portion): Kalorien: 95 | Fett: 0g | Kohlenhydrate: 25g | Protein: 0g | Zucker: 18g | Sodium: 2mg

86. Reispudding mit Mandelmilch

Zubereitungszeit: 5 Minuten | **Kochzeit:** 30 Minuten | **Portionen:** 2

Schwierigkeiten: Einfach

Zutaten:

- 1/2 Tasse Rundkornreis
- 2 Tassen Mandelmilch
- 1 TL Vanilleextrakt
- 1 TL Zimt
- 2 EL Rosinen

Zubereitung:

1. Reis und Mandelmilch in einem Topf zum Kochen bringen.
2. Hitze reduzieren und unter gelegentlichem Rühren ca. 30 Minuten köcheln lassen, bis der Reis weich ist.

3. Vanilleextrakt und Zimt unterrühren. Mit Rosinen garnieren.

Nährwerte (pro Portion): Kalorien: 200 | Fett: 3g | Kohlenhydrate: 40g | Protein: 4g | Zucker: 10g | Sodium: 30mg

87.   Erdbeer-Joghurt

Zubereitungszeit: 10 Minuten | **Kochzeit:** 0 Minuten | **Portionen:** 2

Schwierigkeiten: Einfach

Zutaten:

- 200g fettarmer Joghurt
- 1 Tasse frische Erdbeeren, gehackt
- 1 TL Honig

Zubereitung:

1. Erdbeeren und Honig in den Joghurt einrühren.
2. Kühl servieren oder sofort genießen.

Nährwerte (pro Portion): Kalorien: 110 | Fett: 1g | Kohlenhydrate: 20g | Protein: 6g | Zucker: 18g | Sodium: 45mg

88.   Gegrillte Pfirsichhälften mit Zimt

Zubereitungszeit: 5 Minuten | Grillzeit: 10 Minuten | **Portionen:** 2

Schwierigkeiten: Einfach

Zutaten:

- 2 reife Pfirsiche, halbiert und entkernt
- 1 TL Zimt

Zubereitung:

1. Pfirsichhälften mit der Schnittfläche nach unten auf den Grill legen.
2. Etwa 5 Minuten grillen, dann wenden und mit Zimt bestreuen.
3. Weitere 5 Minuten grillen, bis die Pfirsiche weich sind.

Nährwerte (pro Portion): Kalorien: 60 | Fett: 0g | Kohlenhydrate: 15g | Protein: 1g | Zucker: 13g | Sodium: 0mg

89. Mango-Lassi

Zubereitungszeit: 10 Minuten | **Kochzeit:** 0 Minuten | **Portionen:** 2

Schwierigkeiten: Einfach

Zutaten:

- 1 reife Mango, geschält und gewürfelt
- 200g fettarmer Joghurt
- 1/2 Tasse Wasser
- 1 TL Honig

Zubereitung:

1. Mango, Joghurt, Wasser und Honig im Mixer pürieren.
2. Kühl servieren.

Nährwerte (pro Portion): Kalorien: 150 | Fett: 1g | Kohlenhydrate: 30g | Protein: 5g | Zucker: 28g | Sodium: 50mg

90. Vanille-Chia-Pudding

Zubereitungszeit: 10 Minuten | **Ruhezeit:** 2 Stunden | **Portionen:** 2

Schwierigkeiten: Einfach

Zutaten:

- 2 EL Chiasamen
- 1 Tasse Mandelmilch
- 1 TL Vanilleextrakt
- 1 TL Ahornsirup

Zubereitung:

1. Chiasamen, Mandelmilch, Vanilleextrakt und Ahornsirup in einem Glas verrühren.
2. Mindestens 2 Stunden oder über Nacht im Kühlschrank quellen lassen.

Nährwerte (pro Portion): Kalorien: 150 | Fett: 5g | Kohlenhydrate: 20g | Protein: 4g | Zucker: 8g | Sodium: 30mg

Kürbisbällchen

Zubereitungszeit: 20 Minuten | **Kochzeit:** 0 Minuten | **Portionen:** 2

Schwierigkeiten: Mittel

Zutaten:

- 1 Tasse Kürbispüree
- 1/2 Tasse Kokosmehl
- 1 TL Zimt
- 2 EL Kokosöl
- 1 TL Ahornsirup

Zubereitung:

1. Alle Zutaten in einer Schüssel zu einem Teig verarbeiten.
2. Kleine Bällchen formen und auf ein Backpapier legen.
3. Im Kühlschrank fest werden lassen.

Nährwerte (pro Portion): Kalorien: 180 | Fett: 10g | Kohlenhydrate: 20g | Protein: 3g | Zucker: 5g | Sodium: 10mg

Gefrorener Joghurt mit Beeren

Zubereitungszeit: 10 Minuten | **Gefrierzeit:** 2 Stunden | **Portionen:** 2

Schwierigkeiten: Einfach

Zutaten:

- 200g fettarmer Joghurt
- 1/2 Tasse gemischte Beeren (Blaubeeren, Himbeeren)
- 1 TL Honig

Zubereitung:

1. Beeren und Honig unter den Joghurt mischen.
2. Die Mischung in Eiswürfelformen füllen und einfrieren.
3. Gefrorenen Joghurt herausnehmen und kurz vor dem Servieren etwas antauen lassen.

Nährwerte (pro Portion): Kalorien: 120 | Fett: 1g | Kohlenhydrate: 20g | Protein: 6g | Zucker: 18g | Sodium: 45mg

Einfache und gesunde Desserts

93. Birnenkompott mit Sternanis

Zubereitungszeit: 10 Minuten | **Kochzeit:** 20 Minuten | **Portionen:** 2

Schwierigkeiten: Einfach

Zutaten:

- 2 reife Birnen, geschält und gewürfelt
- 1 Sternanis
- 250 ml Wasser
- 1 TL Honig

Zubereitung:

1. Birnen, Sternanis und Wasser in einem Topf geben und zum Kochen bringen.
2. Hitze reduzieren und 20 Minuten köcheln lassen, bis die Birnen weich sind.
3. Sternanis entfernen, Honig einrühren und warm servieren.

Nährwerte (pro Portion): Kalorien: 100 | Fett: 0g | Kohlenhydrate: 25g | Protein: 0g | Zucker: 20g | Sodium: 5mg

94. Apfel- und Zimtgelee

Zubereitungszeit: 15 Minuten | **Kochzeit:** 10 Minuten | **Portionen:** 2

Schwierigkeiten: Einfach

Zutaten:

- 2 Äpfel, geschält und gerieben
- 1/2 TL Zimt
- 200 ml Apfelsaft (ohne Zuckerzusatz)
- 2 TL Agar-Agar

Zubereitung:

1. Apfelsaft mit Agar-Agar in einem Topf vermischen und zum Kochen bringen.
2. Geriebene Äpfel und Zimt hinzufügen, gut umrühren und 2 Minuten köcheln lassen.
3. In Dessertschalen füllen und abkühlen lassen, bis es fest wird.

Nährwerte (pro Portion): Kalorien: 120 | Fett: 0g | Kohlenhydrate: 30g | Protein: 0g |
Zucker: 25g | Sodium: 10mg

Gefrorene Joghurtbecher mit Himbeeren

Zubereitungszeit: 10 Minuten | **Gefrierzeit:** 2 Stunden | **Portionen:** 2

Schwierigkeiten: Einfach

Zutaten:

- 200g fettarmer Joghurt
- 100g Himbeeren
- 1 TL Honig

Zubereitung:

1. Himbeeren, Joghurt und Honig vermischen.
2. In kleine Becher oder Eisformen füllen und einfrieren.
3. Vor dem Servieren 10 Minuten bei Raumtemperatur stehen lassen.

Nährwerte (pro Portion): Kalorien: 120 | Fett: 1g | Kohlenhydrate: 22g | Protein: 6g | Zucker: 18g | Sodium: 45mg

Gekochte Pfirsiche mit Nelken

Zubereitungszeit: 10 Minuten | **Kochzeit:** 15 Minuten | **Portionen:** 2

Schwierigkeiten: Einfach

Zutaten:

- 2 Pfirsiche, halbiert und entsteint
- 4 Nelken
- 250 ml Wasser
- 1 TL Honig

Zubereitung:

1. Wasser, Nelken und Honig in einem Topf zum Kochen bringen.
2. Pfirsiche hinzufügen und bei niedriger Hitze 15 Minuten köcheln lassen.
3. Pfirsiche warm servieren, Nelken vor dem Servieren entfernen.

Nährwerte (pro Portion): Kalorien: 70 | Fett: 0g | Kohlenhydrate: 17g | Protein: 1g | Zucker: 16g | Sodium: 5mg

97.   Mango-Smoothie

Zubereitungszeit: 5 Minuten | **Kochzeit:** 0 Minuten | **Portionen:** 2

Schwierigkeiten: Einfach

Zutaten:

- 1 reife Mango, geschält und gewürfelt
- 200 ml Mandelmilch
- 1 TL Honig

Zubereitung:

1. Mango, Mandelmilch und Honig in einem Mixer glatt pürieren.
2. Sofort kalt servieren.

Nährwerte (pro Portion): Kalorien: 150 | Fett: 2g | Kohlenhydrate: 30g | Protein: 1g | Zucker: 28g | Sodium: 30mg

98.   Karottenkuchen mit Walnüssen

Zubereitungszeit: 20 Minuten | **Backzeit:** 30 Minuten | **Portionen:** 2

Schwierigkeiten: Mittel

Zutaten:

- 2 Karotten, gerieben
- 50g gemahlene Walnüsse (moderate Menge, kontrolliert wegen Phosphorgehalt)
- 100g Vollkornmehl
- 50 ml Olivenöl
- 1 TL Zimt
- 1 TL Backpulver
- 2 EL Honig

Zubereitung:

1. Ofen auf 180°C vorheizen.
2. Karotten, Walnüsse, Vollkornmehl, Zimt und Backpulver in einer Schüssel vermischen.
3. Olivenöl und Honig hinzufügen und zu einem glatten Teig verrühren.
4. In eine kleine, gefettete Backform füllen und 30 Minuten backen.
5. Abkühlen lassen und in Stücke schneiden.

Nährwerte (pro Portion): Kalorien: 300 | Fett: 18g | Kohlenhydrate: 32g | Protein: 5g | Zucker: 16g | Sodium: 150mg

99.	**Erdbeer-Rhabarber-Kompott**

Zubereitungszeit: 10 Minuten | **Kochzeit:** 15 Minuten | **Portionen:** 2

Schwierigkeiten: Einfach

Zutaten:

- 100g Erdbeeren, gewürfelt
- 100g Rhabarber, in kleinen Stücken
- 50 ml Wasser
- 1 TL Honig

Zubereitung:

1. Erdbeeren, Rhabarber, Wasser und Honig in einem Topf zum Kochen bringen.
2. Bei niedriger Hitze 15 Minuten köcheln lassen, bis die Früchte weich sind.
3. Warm oder kalt servieren.

Nährwerte (pro Portion): Kalorien: 60 | Fett: 0g | Kohlenhydrate: 14g | Protein: 1g | Zucker: 12g | Sodium: 5mg

100.	**Wassermelonen-Feta-Salat mit frischer Minze**

Zubereitungszeit: 10 Minuten | **Kochzeit:** 0 Minuten | **Portionen:** 2

Schwierigkeiten: Einfach

Zutaten:

- 1/4 Wassermelone, gewürfelt
- 30g Feta, zerkrümelt
- Frische Minze, gehackt
- 1 TL Olivenöl

Zubereitung:

1. Wassermelonenwürfel, zerkrümelten Feta und frische Minze in einer Schüssel mischen.
2. Mit Olivenöl beträufeln und sofort servieren.

Nährwerte (pro Portion): Kalorien: 100 | Fett: 5g | Kohlenhydrate: 12g | Protein: 2g | Zucker: 10g | Sodium: 50mg

101. Gebackene Apfelspalten mit Zimt

Zubereitungszeit: 10 Minuten | **Backzeit:** 20 Minuten | **Portionen:** 2

Schwierigkeiten: Einfach

Zutaten:

- 2 Äpfel, in Spalten geschnitten
- 1/2 TL Zimt
- 1 TL Honig

Zubereitung:

1. Apfelspalten auf einem Backblech auslegen und mit Zimt bestreuen.
2. Bei 180°C 20 Minuten backen, bis die Äpfel weich sind.
3. Vor dem Servieren mit Honig beträufeln.

Nährwerte (pro Portion): Kalorien: 95 | Fett: 0g | Kohlenhydrate: 25g | Protein: 0g | Zucker: 20g | Sodium: 2mg

102. Bananeneis

Zubereitungszeit: 10 Minuten | **Gefrierzeit:** 2 Stunden | **Portionen:** 2

Schwierigkeiten: Einfach

Zutaten:

- 2 reife Bananen, in Scheiben geschnitten und eingefroren
- 50 ml Mandelmilch
- 1 TL Honig

Zubereitung:

1. Gefrorene Bananenscheiben, Mandelmilch und Honig in einem Mixer pürieren, bis eine cremige Eis-Konsistenz erreicht ist.
2. Sofort servieren oder für eine festere Konsistenz zurück ins Gefrierfach stellen.

Nährwerte (pro Portion): Kalorien: 150 | Fett: 1g | Kohlenhydrate: 35g | Protein: 2g | Zucker: 22g | Sodium: 10mg

Pfirsich-Joghurt-Freeze

Zubereitungszeit: 10 Minuten | **Gefrierzeit:** 2 Stunden | **Portionen:** 2

Schwierigkeiten: Einfach

Zutaten:

- 2 reife Pfirsiche, geschält und gewürfelt
- 200g fettarmer Joghurt
- 1 TL Honig

Zubereitung:

1. Pfirsiche, Joghurt und Honig in einem Mixer glatt pürieren.
2. Die Mischung in eine flache Schale geben und einfrieren.
3. Vor dem Servieren kurz im Mixer aufschlagen, um die Sorbet-Textur zu erreichen.

Nährwerte (pro Portion): Kalorien: 120 | Fett: 1g | Kohlenhydrate: 25g | Protein: 5g | Zucker: 20g | Sodium: 50mg

Karamellisierte Grapefruit

Zubereitungszeit: 5 Minuten | **Kochzeit:** 10 Minuten | **Portionen:** 2

Schwierigkeiten: Einfach

Zutaten:

- 1 Grapefruit, halbiert
- 1 TL brauner Zucker (optional)

Zubereitung:

1. Grapefruithälften mit der Schnittfläche nach oben auf ein Backblech legen.
2. Jede Hälfte mit etwas braunem Zucker bestreuen.
3. Unter dem Grill ca. 10 Minuten karamellisieren, bis der Zucker schmilzt und leicht bräunt.

Nährwerte (pro Portion): Kalorien: 60 | Fett: 0g | Kohlenhydrate: 15g | Protein: 1g | Zucker: 14g | Sodium: 0mg

Vanille-Ricotta mit Beeren

Zubereitungszeit: 10 Minuten | **Kochzeit:** 0 Minuten | **Portionen:** 2

Schwierigkeiten: Einfach

Zutaten:

- 200g Ricotta
- 1/2 TL Vanilleextrakt
- 100g frische Beeren (z.B. Himbeeren, Blaubeeren)
- 1 TL Honig

Zubereitung:

1. Ricotta mit Vanilleextrakt und Honig glatt rühren.
2. Beeren unterheben.
3. Kühl servieren.

Nährwerte (pro Portion): Kalorien: 180 | Fett: 10g | Kohlenhydrate: 15g | Protein: 8g | Zucker: 12g | Sodium: 85mg

Gebackene Birnen mit Walnüssen

Zubereitungszeit: 10 Minuten | **Backzeit:** 20 Minuten | **Portionen:** 2

Schwierigkeiten: Einfach

Zutaten:

- 2 Birnen, halbiert und entkernt
- 1 EL gehackte Walnüsse
- 1/2 TL Zimt
- 1 TL Honig

Zubereitung:

1. Birnenhälften auf ein Backblech legen und mit Zimt bestreuen.
2. Walnüsse in die Mitte der Birnenhälften geben und mit Honig beträufeln.
3. Bei 180°C 20 Minuten backen.

Nährwerte (pro Portion): Kalorien: 150 | Fett: 5g | Kohlenhydrate: 25g | Protein: 2g | Zucker: 20g | Sodium: 2mg

Zubereitungszeit: 10 Minuten | **Gefrierzeit:** 3 Stunden | **Portionen:** 2

Schwierigkeiten: Einfach

Zutaten:

- 200 ml Kokoswasser
- 50g Kokosflocken
- 1 TL Honig

Zubereitung:

1. Kokoswasser, Kokosflocken und Honig in einem Mixer vermischen.
2. Die Mischung in Eisformen füllen und einfrieren.
3. Zum Servieren aus den Formen lösen.

Nährwerte (pro Portion): Kalorien: 100 | Fett: 5g | Kohlenhydrate: 12g | Protein: 1g | Zucker: 10g | Sodium: 30mg

Kapitel 8: Praktische Tipps

Praktische Küchentipps

Effizienz und Sauberkeit sind das A und O in der Küche. Hier sind praktische Tipps, die Ihnen helfen, Ihre Küchenroutine zu optimieren und sicherzustellen, dass Ihre Mahlzeiten nicht nur köstlich, sondern auch sicher zubereitet werden.

1. **Vorbereitung ist der Schlüssel**: Organisieren Sie Ihre Zutaten und Utensilien, bevor Sie mit dem Kochen beginnen. Das Mise-en-place-Konzept – alles an seinen Platz zu stellen – hilft, den Kochprozess zu beschleunigen und Stress zu vermeiden.

2. **Scharfe Messer**: Halten Sie Ihre Messer immer scharf. Ein scharfes Messer ist sicherer, da es weniger wahrscheinlich ist, dass es abrutscht und Sie verletzt. Es erleichtert auch das Schneiden und spart Zeit.

3. **Hygiene praktizieren**: Halten Sie Ihre Arbeitsfläche sauber und desinfiziert. Verwenden Sie für rohes Fleisch, Gemüse und bereite Speisen separate Schneidebretter, um Kreuzkontamination zu vermeiden.

4. **Reste klug nutzen**: Planen Sie im Voraus, wie Sie Reste verwenden können. Viele Reste können als Basis für Suppen, Eintöpfe oder als Beilagen für andere Mahlzeiten dienen.

5. **Richtige Lagerung von Lebensmitteln**: Verstehen Sie, wie man verschiedene Arten von Lebensmitteln richtig lagert, um ihre Haltbarkeit zu maximieren und Verschwendung zu vermeiden. Zum Beispiel sollten Tomaten bei Raumtemperatur gelagert werden, während grünes Blattgemüse im Kühlschrank frisch gehalten wird.

6. **Effiziente Nutzung von Geräten**: Nutzen Sie Ihre Küchengeräte effizient. Zum Beispiel können Sie mit einem Schnellkochtopf Zeit sparen und Energieeffizienz verbessern.

7. **Einmal kochen, mehrmals essen**: Bereiten Sie Mahlzeiten in großen Mengen vor und frieren Sie Portionen für später ein. Dies spart nicht nur Zeit, sondern auch Energie.

8. **Temperaturkontrolle**: Verstehen Sie die Bedeutung der richtigen Temperatur beim Kochen. Die Verwendung eines Lebensmittelthermometers ist ein sicherer Weg, um sicherzustellen, dass Ihr Fleisch auf die sichere interne Temperatur gekocht wird.

9. **Schnelle Sauberkeit**: Halten Sie während des Kochens eine Schüssel oder einen Behälter auf der Arbeitsfläche, in den Sie alle Abfälle und Schalen werfen können. Das spart Zeit beim Aufräumen und hält Ihre Arbeitsfläche frei.

10. **Investieren in gute Grundausstattung**: Eine gut sortierte Küche mit qualitativ hochwertigen Grundutensilien wie Töpfen, Pfannen und einem leistungsstarken Mixer kann den Unterschied in der Zubereitungszeit und der Qualität der Mahlzeiten ausmachen.

Durch die Integration dieser praktischen Tipps in Ihre Küchenroutine können Sie nicht nur Ihre Kochfähigkeiten verbessern, sondern auch sicherstellen, dass Sie Ihre Zeit in der Küche optimal nutzen.

BONUS

KOPIEREN UND EINFÜGEN DER URL:

https://drive.google.com/file/d/
1BePRdeE0hwoxSQUu0p8Q0W7r7QiGJNE_/view?usp=drive_link